丹玛医师是美国经验最丰富的小儿科医生，她行医超过75年，退休后，仍持续为许多父母提供电话咨询，直到112岁。

丹玛医师说

百岁医师的育儿秘笈

来自丹玛医师的第一手资料。
全面、科学、权威的育儿百科。

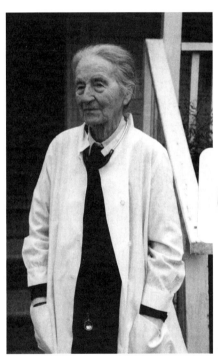

〔美〕马迪亚·鲍曼 著

许惠珺 译

U0212731

重庆出版集团 重庆出版社

DR. DENMARK SAID IT!

By Madia Linton Bowman

Copyright © 2015 by Madia Linton Bowman

图书在版编目（CIP）数据

丹玛医师说：百岁医师的育儿秘笈／〔美〕马迪亚·
鲍曼著;许惠珺译. —重庆:重庆出版社,2019.3(2021.7 重印)
ISBN 978-7-229-13866-0

Ⅰ.①丹… Ⅱ.①马… ②许… Ⅲ.①婴幼儿-哺育
-基本知识 Ⅳ.①R174

中国版本图书馆 CIP 数据核字（2019）第 054503 号

丹玛医师说:百岁医师的育儿秘笈
DANMA YISHI SHUO：
BAISUI YISHI DE YU'ER MIJI
〔美〕马迪亚·鲍曼著

责任编辑：李云伟
责任校对：李小君
装帧设计：楚　人

重庆出版集团
重庆出版社　出版
重庆市南岸区南滨路 162 号 1 幢　邮政编码：400061　http://www.cqph.com
三河市天润建兴印务有限公司印刷
重庆出版集团图书发行有限公司发行
E-MAIL: fxchu@cqph.com　邮购电话：023-61520646
全国新华书店经销

开本：787mm×1092mm　1/16　印张：17　字数：248 千
2019 年 12 月第 1 版　　2021 年 7 月第 2 次印刷
ISBN 978-7-229-13866-0
定价：45.00 元

如有印装质量问题，请向本集团图书发行有限公司调换：023-61520678

版权所有　侵权必究

谨以本书纪念

我所敬爱、亦师亦友的
丹玛医师
（**Dr. Leila Alice Daughtry Denmark**）

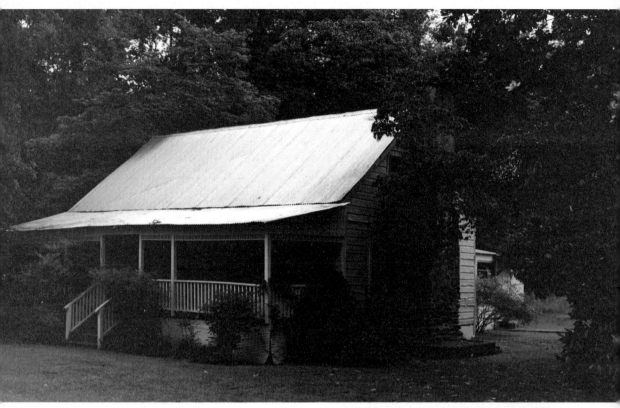

△ 丹玛医师由农舍改建的诊所，位于佐治亚州阿尔法利塔的穆林纳斯路上

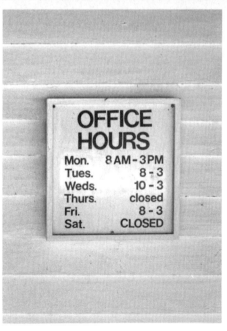

▷ 前门贴着出诊时间表

OFFICE HOURS
Mon.   8 AM – 3 PM
Tues.   8 – 3
Weds.   10 – 3
Thurs.   closed
Fri.   8 – 3
Sat.   CLOSED

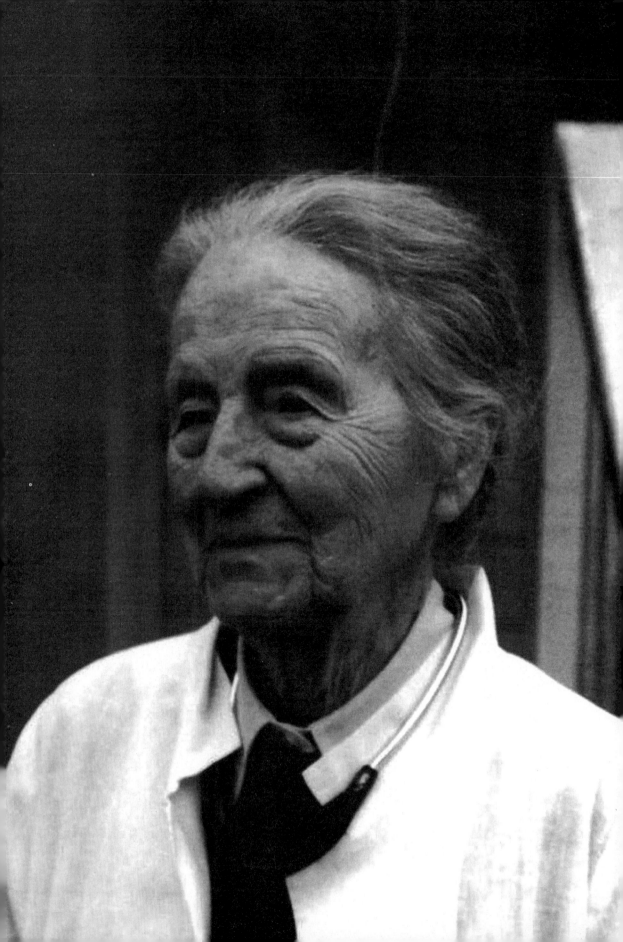

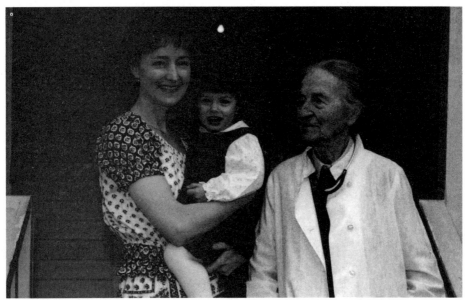

△ 丹玛医师与作者和作者的女儿克里斯蒂娜

◁ 丹玛医师摄于诊所的前廊

▽ 年轻的鲍曼家人和丹玛医师

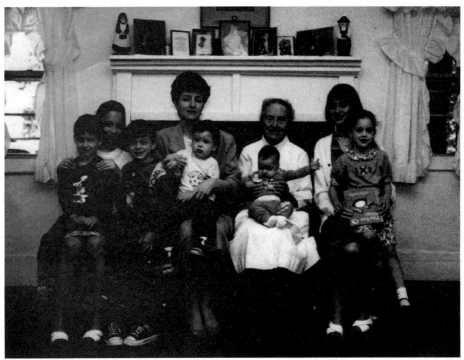

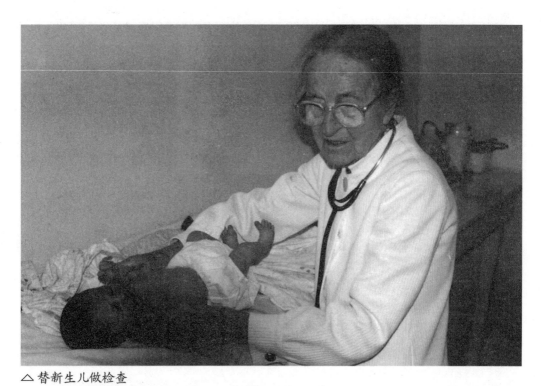

△ 替新生儿做检查

▽ 与鲍曼家姐弟马琳达、约瑟夫和利拉合影

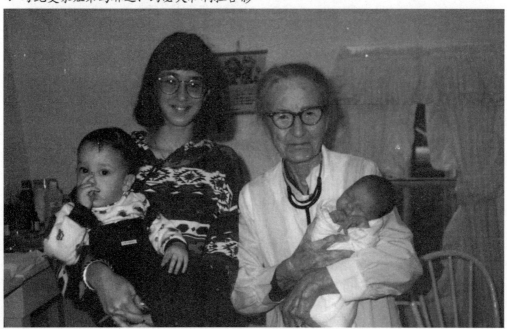

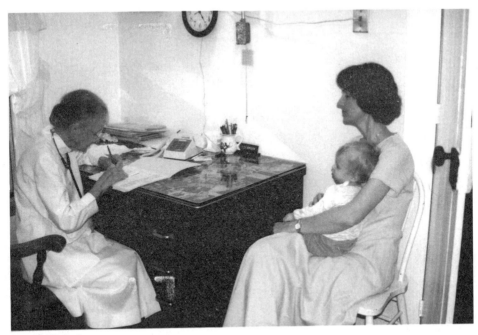

△ 填写病历

▽ 作者和女儿苏珊娜与丹玛医师合影

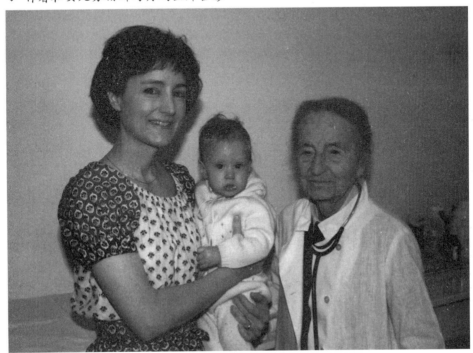

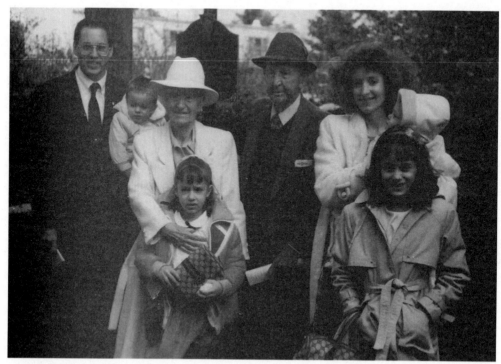

△ 丹玛医师和鲍曼一家在发光奖（Shining Light Award）颁奖典礼后合影

▽ 丹玛医师位于穆林纳斯路上的家（就在诊所隔壁）

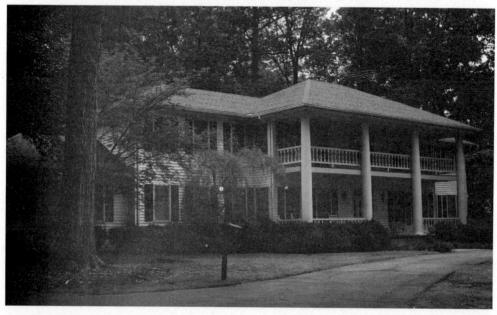

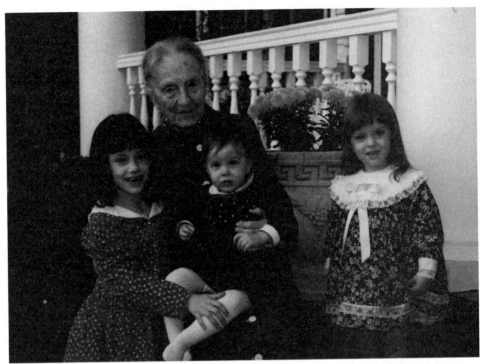

△ 与以斯帖、克里斯蒂娜，还有（与丹玛医师同名的）利拉坐在前廊的阶梯上

▽ 聚集在丹玛医师家的起居室

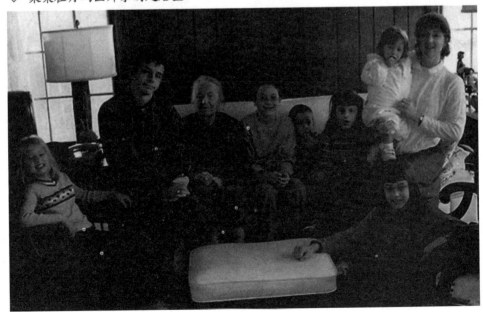

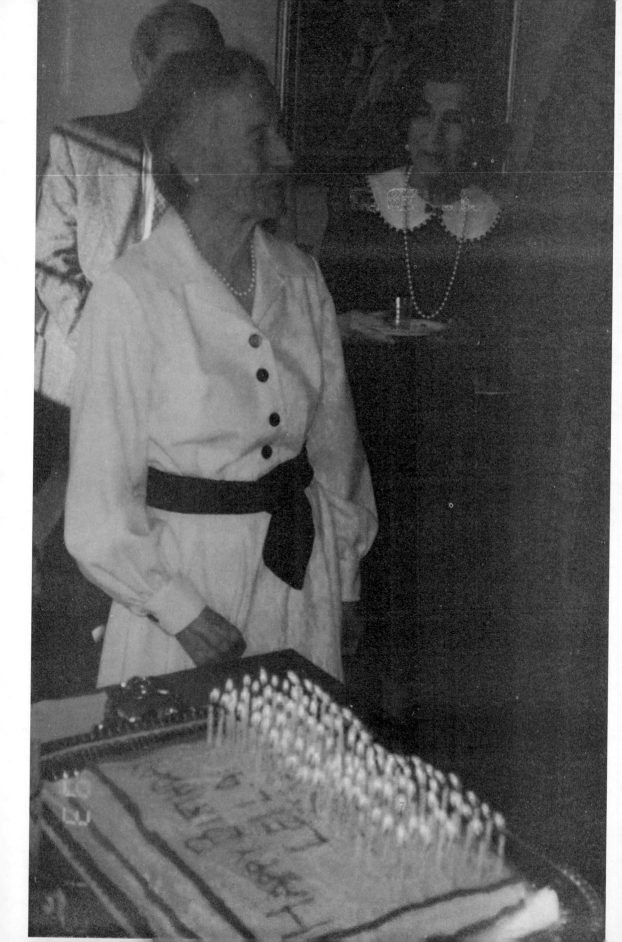

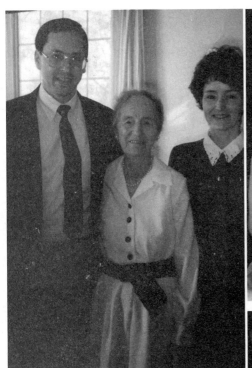

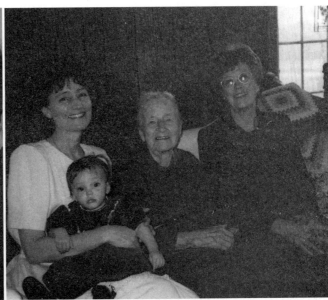

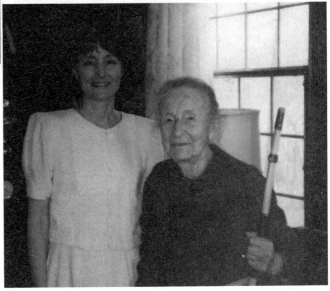

△ 与作者和作者的先生
  史蒂夫合影

▽ 与另一位"百岁妈妈"
  Gwendolyn Webb 和女
  儿埃米莉一起拜访丹
  玛医师

▷ 作者和丹玛医师及她
  那根有名的拐杖

◁ 欢度九十五岁生日

鲍曼家 2012 年圣诞节全家福照

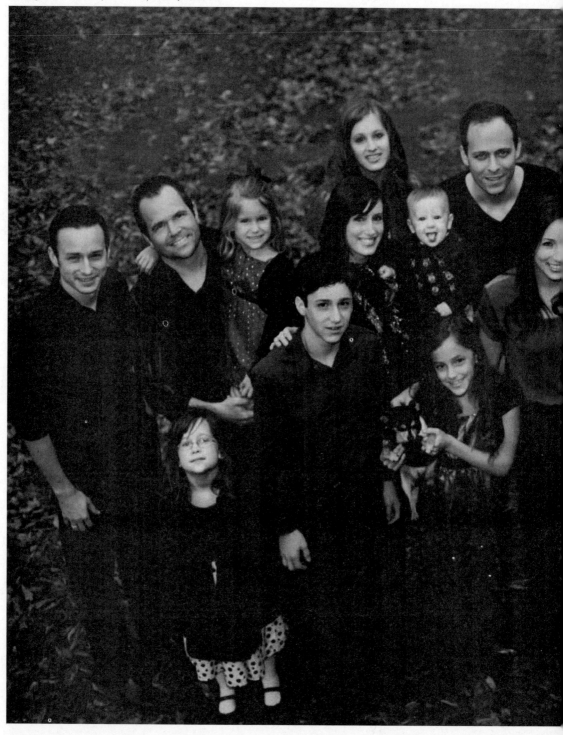

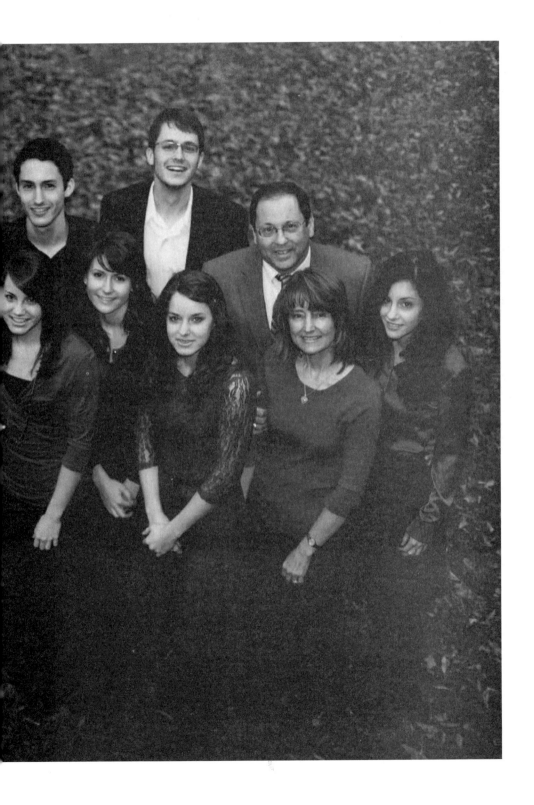

目录

推荐序一

养育孩子应该是一件简单、快乐的事

我在和睦家医院工作。因为2岁以内的婴幼儿容易得病，多年来，我经常在工作中遇到惊慌焦虑的年轻父母，怀抱着发烧的孩子冲进医院，往往后面还跟着面色沉重的爷爷奶奶或姥姥姥爷。

多年来的计划生育国策让中国的家庭成员结构普遍呈现倒金字塔4-2-1型。最上面是4位老人，年轻的父母在中间，最下面是一个全家人的掌上明珠小宝贝。在这样的家庭里，父母多是初为人父人母的新手，对于养育孩子没有经验。中国的老人对孙辈的娇宠更是非常有名。所以中国的孩子往往是一个人集中了上面6个大人的注意力和关爱，日常生活和照顾非常细致周到。有时候甚至令人匪夷所思。

我们北京总院的儿科主任，也是中国儿科界著名的儿童生长发育专家崔玉涛主任曾经给我讲过一个他碰到的真实例子。有一次他看诊一个小宝宝，最后向家长交代注意事项时说，可以适当增加些辅食的量。旁边的爸爸接了一句："好的，今天回家可以给孩子煮42根面条了！"崔主任吓了一跳，问什么意思。家长说我们都是精确到根数给孩子煮面，以前每餐只煮41根，绝不多煮一根也不少煮一根。

奇怪的是，这样精确细致到极点的喂养，似乎并没有让孩子们更健康地成长。现在的孩子普遍的健康状况比起他们父辈小时候，似乎并没有显著提高。反而是体质虚弱、各种过敏、营养过剩、肥胖、近视、沉迷网络的孩子越来越多。为什么我们的孩子得到了比以前多得多的来自长辈的照顾，还有比父辈童年时优越得多的物质条件，孩子却还会有这么多的问题？不但孩子是这样，同时很多年轻的妈妈在养育孩子的过程中也是心力交瘁。前几年国家放开了二胎政策，但是依我个人经验，有资格要二胎但是选择不要的家庭，要多于选择要的。我想养育过程的艰辛和年轻妈妈不愿意放弃工作应该是主要原因。

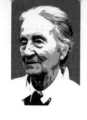

丹玛医师说—— 百岁医师的育儿秘笈

我们今天每天打开手机就有扑面而来的各种育儿经、喂养宝典、大咖医生秘笈，各种文章能把你淹没。我想起我的祖父母辈，普遍都生养五六个孩子甚至更多，在七八十年前物质贫乏生活普遍清贫的时代，医疗资源很少，而且没有互联网也没有微博微信，他们是怎么做到的？

直到看了这本《丹玛医师说——百岁医师的育儿秘笈》，作为一个运营了多年妇儿医院的院长和一个13岁女儿的父亲，我才意识到原来养育孩子应该是一件简单从容而且充满感情和快乐的事情。生儿育女本不复杂，医学的发展本来应该是为正确养育孩子提供助力，而不是用各种新药物、新方法、新技术让父母迷惑，增加父母负担。在医疗行业从业多年，的确感觉到医药和医疗技术的发展已经令行业本身成为一个拥有自我利益而且不断强化实现自我利益的"特殊利益集团"。这一点中外皆然。

试举书中的例子：丹玛医师有一次参加一个医学会议，与一位年轻的小儿科医师闲聊时，丹玛医师说儿科医师最重要的职责，应该是教给妈妈们如何照顾好孩子的生活起居和饮食，而不是开药开检查。年轻的儿科医师听了，竟然双手一摊：教这些有什么用？又不能挣钱。

丹玛医师感慨地想：如果孩子有病了，也许去看兽医更好！因为兽医看病的治疗原则不是直接用药，而是更重视牲口的饲料和营养状况，兽医的原则其实更适合孩子。

这本书里充满了这种科学和有趣的生活实例！丹玛医师是美国著名的传奇小儿科医师，生于1898年，活了114岁！2012年在睡梦中无疾而终。一生行医超过75年！这是普通医生两辈子的工作时长。本书的作者鲍曼女士是丹玛医师的多年好友和忠实客户。她生养了11个子女！个个都是按照丹玛医师的养育原则照顾而健康成长。通过她11个子女长达30年在丹玛医师处的就医经历，鲍曼女士将丹玛医师关于科学养育的系统知识，结合自己从一个妈妈角度的心得体会，总结成这本精心之作。非常值得所有的年轻父母一读！

更加值得一提的是，这本书里不仅仅有丹玛医师从医疗的角度关于喂养孩子的知识，而且作者鲍曼女士还大篇幅地分享了她和丹玛医师教育子女的宝贵经验！很多理念我读来感到醍醐灌顶。比如她鼓励女性要骄傲地去做全职妈妈；对幼儿要树立权威而不是一味讲道理，试图让低龄的幼儿理解道理而遵守是行不通的。其中最让我心灵触动的是她分享的丹玛医师的女儿的一个故事：

有一次丹玛医师的女儿跟小朋友一起玩，小朋友穿了一身新买的漂亮的洋装。丹玛医师的女儿不禁夸奖她朋友的衣服漂亮。小朋友说：你也让妈妈买一件送你穿啊。丹玛医师的女儿却大方地回答：太贵了，我们买不起。女儿回答说"我们买不起"时没有任何的自卑或嫉妒，就像说一件非常随意平常的小事。

我想，什么样的家庭才能培养出这样的孩子？既会由衷地对朋友穿的漂亮衣服表达赞美，又不会为物质金钱所困，处处与人攀比。在当今中国这样一个繁华浮躁的社会里，不要说孩子，我们多少大人都时时刻刻处于物质金钱的焦虑之中。对于比我们富的，羡慕嫉妒恨；对于比我们穷的，充满心理优越感而且有机会就要表现一下，获得心理的满足。如果一生都活在这种富穷两极撕扯的张力之中，人生将会是多么的悲哀。我们今天的物质生活已经远远超过我们的父辈，也许，是时候打开本书，不但可以学会如何科学喂养，同时还能把孩子培养成内心强大心灵平安喜乐的人。

因为，每一个孩子，都是上天恩赐给父母的礼物！

天津和睦家医院院长　刘志中

推荐序二

用丹玛医师的方法，带孩子轻松多了

1973 年 7 月 31 日，我们的老大瑞秋出生了，当时我们夫妻俩对于未来将面对的挑战，完全没有概念，但这不表示养儿育女的工作就会变得容易一点。带孩子确实是人生一大挑战，尤其是老大来临时，根本就觉得措手不及。唯一有帮助的，就是阅读育儿书籍，听听亲戚的高见，还有打电话向可以信赖的朋友求助。尽管如此，很多人仍觉得带孩子真的很不容易，尤其是新手父母。

女儿不分日夜、时时刻刻主宰着我们的生活。她一哭，我们就手忙脚乱。我们听说，宝宝哭，就表示有需要，不用多久，女儿的需要就排山倒海而来！她好像都不用睡觉，随时会哭着要吃奶，而且老是心情不好。我们很爱女儿，却很怀疑自己能不能胜任为人父母的角色。

后来有一天，有位女性朋友告诉我们，有一名小儿科医师很特别、很不一样，她就是丹玛医师。（如今回想，我可以看出当初那位朋友，比我们还了解我们的困境。我们只知道有问题，她却知道有答案！）

于是我们去看丹玛医师。在自我介绍、问过几个问题之后，丹玛医师看着我们，问道："是你们搬进去跟宝宝住，还是宝宝搬进来跟你们住？"然后她开始解释，订一套作息时间表和规律的作息非常重要，又说宝宝有时候需要哭一哭来运动一下（如果已经吃饱、换过尿布的话）。我很喜欢丹玛医师说话很有把握的样子。她的智慧、她的常理、她的专业态度，还有她对父母和孩子的关怀与爱心，立刻赢得了我们的信任。不消说，我们家不久就开始有了奇妙的改变。

之后几年间，我们又生了 3 个孩子，3 个宝宝的情况跟老大很不一样，带起来轻松愉快，简直天壤之别！我们从这位有智慧的医师身上学到很多，从此以后，带新生儿回家和照顾新生儿，变成一种很愉快的体验。除此之外，我知道我们的孩子都比以前健康多了，老大本来常常生病，后来身体变得健康起来，在他之后的孩子也都比较健康。真的很不可思议，我们不知道省下多少不必要的医药费。

丹玛医师不只是小朋友的知己，也是为人父母者的救命恩人。老实说，如果没有丹玛医师，我真不知道当初该如何是好。

当你阅读书中这些有智慧的话语时，心中会默默感谢马迪亚完成这本杰作。她花 8 年的时间搜集资料和写作，把焦点放在丹玛医师的想法和理念上，将省掉你许多时间、心力和不必要的挣扎。丹玛医师是个很特别的人，她最近刚过 100 岁生日（本文写于 2000 年——编者注），此刻用文字把她精辟的育儿理念记录下来，正合其时。

好好阅读、好好享受、好好佩服她的智慧，但最重要的是，要好好应用，这样，你们亲子双方都会是赢家。

罗伯特·罗姆博士[①]

---

① 罗伯特·罗姆博士（Robert A. Rohm, Ph. D.）是佐治亚州亚特兰大市"个性测验机构"（Personality Insights）的主席。

自序

丹玛医师说：

> 我绝不会说，只有我的方法才对，我也不会对别的医生说，他们的建议都是错的。到头来，为人父母者必须自己决定，怎样做对孩子最好。不过，我要说：我顺利行医超过75年，在此期间，我发现这些方法不管对我还是对我的病人，都很管用。假如你向我问路，想知道怎么去亚特兰大市区，我会把我怎样安全开到市区的路线告诉你。同样的道理，在照顾孩童这件事上，我也和你分享自己成功的经验。

丹玛医师行医超过75年，成千上万的孩童接受过她的爱心诊治。这些孩童的母亲担心孩子的状况，不知所措、身心俱疲，却因为丹玛医师的建议而获益良多。丹玛医师鼓励她们、劝勉她们，还给她们许多照顾病童的实用建议和生活方面的劝勉。

在这个快速变化的社会，有各种矛盾的信息，做母亲的很可能会觉得无所适从。现代的儿童心理学，流行的小儿科医学，还有看法不断改变的营养学，都在让为人父母者感到受挫。

丹玛医师在这一片混乱的信息中，带给我们理智和清醒。她鼓励做母亲的要"从大处着眼"，并且要"动动脑筋（运用常理和直觉）"，借此带领为人母者走出迷宫，这些迷宫就是所谓的专家提出的五花八门的建议。丹玛医师的建议，不在反映最新的医学期刊内容，她的建议主要是根据几十年来顺利行医的经验，丹玛医师的建议经得起时间的考验。

我发现我花在丹玛医师诊所的时间，不但帮助我得到实用的医疗建议，还让我看见过去的年代是多么不同。丹玛医师成长在20世纪初的年代，她对家庭生活的看法，反映出美国早期、社会较健康的年代。

1990年，我决定把丹玛医师的一些医疗知识整理出来。我原本打算把这些数据当作附录，加在她的著作《每个孩子都该有机会》（*Every*

Child Should Have a Chance）后面。当我征询她的意见时，她却有别的想法。

她说："你把我说的话写下来，然后加一些自己的见解。你是 6 个孩子的母亲（现在有 11 个了），有带孩子的心得，你应该写自己的书。"她停下来想了一下又说："也许你可以帮到某个人。"于是，我就开始写书了。

本书中所有的医疗建议，除非另外注明，都是直接来自丹玛医师，所有提到的药品、治疗方式、每天的作息时间和饮食原则，都是来自她的建议。我还收录了一些来信，它们见证了丹玛医师的建议很实用。此次修订版，我们加了两份清单，针对今日不容易取得的药品，建议替代的药品。

至于书中带孩子的理念，则是我自己的心得，书籍的阅读、别人的好建议、个人的经验以及和丹玛医师无数次的交谈。书中用不同字体标示的，是丹玛医师的亲述，希望读者会喜欢丹玛医师这些充满智慧的话语。没有另外加注的引述，是我和丹玛医师讨论时的录音内容。

我也衷心盼望，这本书能够真正医治身体和灵魂。我的祷告是，愿这本书真的会"帮到某个人"。

第一章　婴儿的照顾

丹玛医师说：

　　这世上没有什么工作比养育孩子还重要。人一生会走什么方向，大多取决于出生后到童年时期受到的训练和引导，甚至包括成年后受到的训练和引导。我们这个世界迫切需要父母——需要愿意给孩子机会成长的父母，需要愿意给孩子机会按照自己身心能力去发展的父母。我们需要父母愿意花时间帮助自己的孩子培养健康的身体和灵魂，好让他们可以过着丰盛、快乐、有用的人生。

　　1980 年 1 月 9 日，一个少妇坐在丹玛医师诊所的候诊室中，怀里抱着她的老大，一个刚出生 2 天的女婴。

　　这个新手妈妈看着女儿小小的脸庞，心情十分复杂，不知所措，一方面对生命感到敬畏，一方面又感到慌张不安。在她怀里，躺着一个很大的祝福，也躺着一份很大的责任。少妇的母亲住在别的国家，此刻远在千里

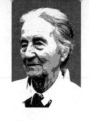

之外，无法就近指导她怎么照顾宝宝。她好希望自己可以做个好妈妈，别做错什么才好。

有朋友向她推荐丹玛医师。她忍不住想，一个已经 82 岁高龄的小儿科医师行吗？她来看这位医师，这个决定对吗？

丹玛医师一定感受到了她的焦虑，就对她说："你有没有看见树上那只小松鼠？她没看过医生，也没读过书，却知道怎么照顾自己的宝宝。她喂宝宝吃东西，清洁宝宝的身体，让宝宝觉得舒服，不让宝宝接近人类。照顾宝宝其实不像别人讲的那么复杂！"

丹玛医师跟这个年轻母亲谈了 1 个多小时，耐心告诉她各种照顾婴儿的基本常识。这个年轻母亲离开诊所时，感觉笃定多了，全身开始充满力量，她做梦都没想到，这次的会面，将带给她一家人如此大的影响。多年后，在生了 11 个孩子之后，她仍记得那一次的会面，也心存感激。我就是当年那个年轻母亲，我衷心盼望能够将自己有幸学习的这些智慧育儿建言，传递给我的读者。

孩子是上天所赐的宝贵礼物，没有人比新生儿还无助，因为新生儿必须完全依赖父母的照顾才能活下去。其实养育工作从宝宝出生前就开始了，在受孕的那一刻，一个新生命被造了出来，孩子会不会健健康康地发育，大多要看父母是否健康，也要看他的母亲在怀孕期间是否摄取足够的营养。放纵的生活和瘾头势必会影响到胎儿的健康，有时甚至会造成永久的影响。做母亲的确实是"一人吃两人补"，所以必须留意自己的饮食。抽烟、喝酒、吸毒，甚至摄取咖啡因，都会妨碍到宝宝的健康，吃太多乳制品也可能导致母亲贫血，影响到胎儿。孕妇为了孩子，应该避免食用有害健康的东西，只摄取对身体有益的东西。

有酒瘾、药瘾或毒瘾的女人若发现自己怀孕了，解决之道并不是堕胎，这时应该做的，是下定决心远离有害身体的东西，寻求帮助。对腹中胎儿的爱，往往能够让一个女人下定决心改变自己的人生。怀孕有可能带来两个新生命：一个是宝宝的生命，一个是妈妈的生命！

健康的新生儿很爱睡觉，很快乐，很容易饿，很温顺，让人忍不住想抱抱，可是……肺活量大得惊人！新生儿来家中报到，有可能让全家人手忙脚乱，晚上没办法睡觉，考验着大人的耐心，但也有可能是充满安详与惊奇的宝贵时刻。只要遵循几个照顾婴儿的原则，就能带来很不一样的结果。新手父母需要听一些明智的建议，好让爸爸妈妈和宝宝，都能够有个最好的开始。

丹玛医师说：

在我还是个年轻医生时，常会在婴儿出生后，在医院和婴儿的父母会面，有时祖父母也会来。我首先会对新生儿的母亲说："这个宝宝是来跟你们住，不是你们去跟宝宝住。"你们需要训练宝宝去适应一个系统。如果你在经营一项重要的事业，你会有一套系统，而塑造一个人，是世上最重要的一件事。你们将来有一天会离开人世，留下这个孩子，你若没有为他建立一套人生的系统，他就会受到别人的摆布，这正是今天监狱客满的原因。那些被关在监狱里的人没有机会，因为他们的父母没有教他们人生之道。

在受孕的那一天，宝宝所有的特征都已包含在一个单一细胞内：他的身高、肤色、性情，都在那个细胞里面。你怀孕期间若是好好照顾自己，不喝酒、不抽烟、不吸毒、不喝太多牛奶，宝宝就会在他该有的状态下出生。但是在他满18岁之前，你若没有给他合理的饮食，妥善照顾他，他将永远无法充分发挥潜力，这个小婴儿必须有一套系统。每件事都有定时和定期。

全世界每个人都会告诉你要怎么带孩子，我讲我这一套，你婆婆讲她那一套，你的邻居也都有自己的一套。每个人讲的话，你都要仔细听，客气地回答："谢谢你的建议。"然后回家去，照你自己觉得最好的方法去做。

新生儿

作息时间

很多人会建议，新生儿一哭就要喂奶，或是全天候每隔2个小时喂1次奶。很多人以为宝宝一哭就喂奶的做法，是仿效动物界和早期人类母亲的做法，是更自然、更有益健康的习惯。丹玛医师说这是错误的想法。丹玛医师生于20世纪初，在农场中长大，她亲眼观察到，动物会根据它们

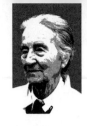

特有的消化系统，来决定多久进食一次。丹玛医师的母亲是农人的妻子，不可能有时间在宝宝一哭时就喂奶，她的母亲不像现代许多母亲那样，过着让人抓狂的生活步调，她会放轻松，从容不迫地喂宝宝喝奶。然而，当时没有冰箱和各种省力的工具，农夫的妻子每天从早忙到晚，没有时间在宝宝一哭时就喂奶，喂奶必须有间隔，这样才能把该做的家事做完。到了晚上，全家每个人都需要休息，好好睡上一觉，所以必须训练宝宝睡过夜，来配合开心又忙碌的家庭生活步调。

一哭就喂奶可能会让母亲筋疲力尽，心情沮丧，宝宝因为肠绞痛而哭闹不休，弄得全家鸡飞狗跳。想要孩子健康，想要家庭和谐，把喂奶时间和睡觉时间固定下来，是必要而且重要的。两次喂奶之间要间隔够久的时间，让宝宝在喝奶之前，胃部可以清空。

从医院回家后，妈妈应该很一致地、按固定的作息给新生儿喝奶和哄睡。这样做不只是为了父母的利益或方便，规律的作息对宝宝是最好的！训练孩子按照合理的时间表来饮食和作息，不但是有益健康的良好根本，还会促进孩子的生活能力和品格的培养，会使孩子在婴儿时期就知道，不能每次想要什么，就期待立刻得到满足。固定的作息会培养出孩子的安全感，他知道父母是可靠的、可以信任的，父母会在适当的时机满足他真正的需要。

以下是建议的作息时间表：

6：00 a. m.	喂母乳或配方奶；让宝宝睡在开放的房间内，窗帘打开，如果家中没有幼儿来干扰的话，房门可以半开。
9：30 a. m.	给宝宝洗澡（若有需要）。
10：00 a. m.	喂奶，喂完后让宝宝小睡，门关上，窗帘拉上，保持安静。
2：00 p. m.	喂奶，让房间保持开放。
6：00 p. m.	喂奶，喂完后跟宝宝玩。
10：00 p. m.	喂奶，换尿布，检查宝宝的状况是否良好。送宝宝上床睡觉，隔天早上6点以前，不要抱宝宝起来，也不要喂奶。

丹玛医师说：

　　胃是一个小袋，食物必须留在胃里面，跟胃中的盐酸和胃蛋白酶混合，消化之后，再被排到小肠，在那里跟胆汁和胰液混合。食物经过这个消化过程之后，营养会被吸收，来供应宝宝的需要。如果不停喂奶，不给宝宝胃里的奶足够的时间被消化和排出，胃就被迫不断扩大，因为胃里的奶若没有完全消化，胃就不会把奶排到小肠。如果不断有奶进入胃中，胃中的奶会一直无法完成消化的过程，旧奶和新奶会混在一起。这时胃唯一能做的，就是扩大，来容纳所有吃进的奶，否则，不是未消化的奶被排到小肠，就是宝宝得把奶吐出来，胃才能得到休息。所以我们可以看出，宝宝一哭就喂奶的话，会导致严重的问题。①

婴儿哭

　　如果宝宝老是在哭，却没有明显的原因，一定是有什么地方不对劲，应该找出原因。然而，如果想让宝宝健康，发育正常，每天给宝宝一段时间大哭是不可缺少的。哭会很自然地扩张和强化宝宝的肺部，让宝宝得到他所需要的运动。一般而言，新生儿一天可以睡到 20 个小时，健康的宝宝有可能每天会哭到 4 个小时。这种哭可能会发生在每天某个固定时段，比如晚上的时候，或是每餐喝奶之前。只要有耐心和坚持，是可以把宝宝训练成只在白天哭的，这样全家人晚上才能得到所需要的休息。

　　在宝宝习惯上述作息时间之前，半夜可能会想喝奶。宝宝不需要在半夜喝奶，白天喝的奶，应该足以供应他需要的一切营养。如果父母持续遵行上述作息时间表，大多数的宝宝几天后就能适应这个时间表，晚上也会一觉到天亮。

　　我们家的宝宝在这种训练下，通常 10 天内就可以一觉到天亮。我们家老大马琳达，只训练 4 天就可以一觉到天亮。有些宝宝需要训练比较久，如果你的宝宝是这样，你要问自己："我有没有确实遵行这个作息时

---

　　①　Leila Daughtry Denmark, MD. *Every Child Should Have a Chance*. Atlanta, GA, 1971：15.

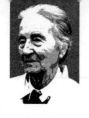
间表？（做法一致很重要。）宝宝的睡姿让他有安全感吗（见婴儿的姿势，14页）？宝宝的房间安静吗？我是不是需要拿出自制力，再忍耐几个晚上？"

很多母亲，包括我们的大女儿马琳达（她现在已经为人母了），发现如果让宝宝自己睡一个房间，不跟爸妈同房，会比较容易训练宝宝晚上一觉到天亮。尽量把婴儿床放在另外一个安全的房间内，要确定家中其他幼儿无法轻易接近宝宝。有一次，我们发现喜欢冒险的3岁哥哥，竟然爬上妹妹的婴儿床，这实在很不安全！在婴儿房的房门外加一道锁，也是不错的方法。

很多有经验的"百岁妈妈"也建议，在晚上6点到10点这两次喂奶之间，可以尽量让宝宝保持清醒，这样会比较容易睡过夜。把宝宝带到客厅，温柔地陪他玩。只要别太吵，这可以是家中其他成员和宝宝互动的好机会。不过要记住，新生儿整天随时都有可能打瞌睡。

运用一下你自己的判断力，要记得健康正常的宝宝，即使没事也会哭。有很多状况都可能会让宝宝醒来，检查一下宝宝有没有发烧、鼻塞、尿布疹、拉肚子或便秘。宝宝房间的温度舒适吗？宝宝的体重增加正常吗？

上述状况都排除后，你也许可以在晚上10点喂完母乳后，再给宝宝多喝一点配方奶。妈妈到了晚上，可能会很累，无法分泌足够的乳汁。这时可以用60毫升的温开水，冲泡一大匙的配方奶给宝宝喝。

如果宝宝全部喝完，隔天晚上喂完母乳后，可以加量喂75毫升的配方奶。如果宝宝都把配方奶喝完，那么每天可以增加15毫升，直到瓶中有剩为止，这时就不用再加量了。宝宝不可能喝下过量的奶。也许每天晚上10点多喂这么一点奶，就可以帮助宝宝一觉睡到隔天早上6点（见辅助食品，9页）。

宝宝需要很多的爱，我很爱抱我的宝宝，但是身为新手妈妈，知道不必宝宝每次哭都得去抱她，让我如释重负。我发现，在宝宝该上床的时间，如果我让她哭一下，她会比较快入睡（见191—192页，195—196页，212—213页）。

丹玛医师说：

哭对婴儿的发育非常重要，婴儿必须哭，而且必须用力哭，肺部才会完全扩张。早产儿、唐氏儿、出生时受伤的婴儿或是身体孱弱的婴儿，肺部有可能难以扩张到正常的程度。

孩子必须从很小就明白，无法用哭来得到会危害他身心发展的东西。宝宝不可能一直在睡觉，如果宝宝必须哭才能够正常发育，才能够得到正确的训练，我们就必须为了爱宝宝，而愿意听他哭。我常对做母亲的说："如果你今天不让宝宝哭，他明天可能会让你哭。"[1]

喂奶

哺乳

若是可能，尽量喂宝宝母乳，这对母亲和宝宝的健康都有好处，尤其是宝宝。喂母乳的母亲应该摄取充足的蛋白质、全谷类食物和绿色叶菜，并且多喝水喝汤（不要喝牛奶或果汁），然后心情保持愉快。

喂母乳时，每边乳头喂 10 分钟，换边喂和全部喂完之后，各帮宝宝拍 1 次嗝。喂第一边乳头时，要压住另一边乳头，以免乳汁流出。喂奶时要想办法让爱困的宝宝打起精神来，这样才能喝足奶。如果宝宝昏昏欲睡，可以用手指弹弹他的小脚，跟宝宝说说话。如果宝宝太热，可以帮他脱掉几件衣服。

喂完母乳后，用清水（不抹肥皂）洗掉宝宝留在乳头上的口水，擦干，然后在乳头和胸罩之间放一块干净的棉布。当乳头渐渐适应喂奶时，这个清洁工作特别重要。用水清洗有助于预防（或治疗）乳头龟裂、疼痛。宝宝口腔内的鹅口疮，也可能导致乳头疼痛（见鹅口疮，18 页）。如果乳头已经严重龟裂有伤口，可以在每次喂完奶后，擦一点"使立复乳膏"（见 Silvadene Cream，103 页）。在下次喂奶之前，用清水冲掉乳膏，残余的乳膏对宝宝无害。

---

[1] Leila Daughtry Denmark, MD. *Every Child Should Have a Chance*. Atlanta, GA, 1971: 13.

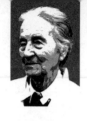
随着宝宝越来越大，喝奶时比较清醒，会比较快喝光母亲分泌的乳汁。几周之后，喂奶时就不需要再计时10分钟。

丹玛医师说：

母亲满足地哺乳自己的宝宝，世上没有什么事比这个更接近天堂，这是我亲身的经验。喂母乳是最自然的方法，即使用最科学的方式，也造不出可以媲美的方法。那种安全感，母乳中的抗体，母亲和孩子之间的联系，还有母乳中的蛋白质，都是实验室造不出来的。

有些人以为，经常喂母乳，并且拉长喂母乳的时间，可以增加乳汁的分泌，其实这样做完全没有帮助。前几天有个妈妈来找我，她全天候每2个小时喂1次母乳，把自己弄得筋疲力尽，面容憔悴，宝宝看起来很糟糕，丈夫则随时准备夺门而出！她并不需要每2个小时喂1次母乳。想要分泌充足的乳汁，方法就是：心情保持愉快，作息规律，并且喜欢喂母乳。[1]

早产儿

很多人问，丹玛医师会不会建议早产儿也遵行4个小时喝1次奶。答案是：会！早产儿的胃也需要花相同的时间消化奶。有些早产儿的母亲，使用丹玛医师建议的喂奶时间表，但会在半夜多喂1次奶，直到宝宝到了足月生产的日期，然后半夜就不再喂奶（见212—213页）。

丹玛医师说：

如果宝宝又小又弱，有些人可能会以为喂奶时间可以拉长，但这其实不对。较小较弱的宝宝，喝奶时间不应该太长，否则会太累。宝宝吸奶吸得越久，吞进去的空气会越多，就越可能因为肠绞痛而哭闹。[2]

注：我们发现，4小时喂1次奶的时间表，大多数的宝宝都可以适应

---

① Leila Daughtry Denmark, MD. *Every Child Should Have a Chance*. Atlanta, GA, 1971: 41.

② Leila Daughtry Denmark, MD. *Every Child Should Have a Chance*. Atlanta, GA, 1971: 17.

得很好。母乳大约需要 3 个小时才能消化①，母亲喂奶，每边 10 分钟，喂完拍嗝，中间可能会换一下尿布，做这些大概要花三四十分钟。所以加上母乳需要消化的时间，还有再给宝宝一点时间培养胃口，4 小时就过去了。

不过，你若持续每 4 个小时喂 1 次奶一段时间之后，发现宝宝总是在下次喂奶前半小时就饿得大哭，可以改成在白天多喂 1 次奶，试着把喂奶时间改为早上 6 点、9 点，下午 1 点、4 点，晚上 7 点、10 点。这个时间表把喂奶间隔缩短，但又不会影响到宝宝早上小睡的时间和晚上睡觉的时间。过了几周之后，你可以恢复原先每 4 个小时喂 1 次奶的时间表。

如果改成多喂一次奶，但宝宝仍然不高兴，尤其是体重增加的情况不理想，可能得开始加入辅助食品了。配方奶需要较长的时间才能消化，所以都应该每 4 个小时喂 1 次奶。②

辅助食品

喝多少奶才够，这要看每个宝宝的需要。如果宝宝体重增加的情形正常，而且看起来很满足，就不要担心分泌的乳汁不够。如果宝宝体重增加的情形不好，你也担心他喝的奶不够，可以在喂奶前和喂奶后量体重。刚出生两周内，大多数的宝宝喝奶后，体重应该会增加 90～120 克。6 周大的宝宝，喂奶后的体重应该会增加大约 240 克。如果从适当的时间点，开始给宝宝吃食物泥，大多数的宝宝，每餐会持续喝大约 240 毫升的奶直到断奶。

如果你的宝宝喝不到足够的母乳，你应该加喂配方奶，但一定要先喂母乳（否则乳汁很快就会停止分泌）。喂完母乳后，宝宝想喝多少配方奶就让他喝多少。比如，如果 3 周大的宝宝喝完奶后，体重只增加 60 克，那么在哺乳后，就多喂宝宝大约 60 毫升的配方奶。如果宝宝全部喝完，下次喂奶时，再增加 15 毫升。宝宝不可能喝下太多配方奶，你可以继续每次增加 15 毫升，直到奶瓶中还剩下一些为止。这样你就可以确定宝宝吃进他所需要的奶量。

---

① Leila Daughtry Denmark, MD. *Every Child Should Have a Chance*. Atlanta, GA, 1971：16.

② Leila Daughtry Denmark, MD. *Every Child Should Have a Chance*. Atlanta, GA, 1971：16.

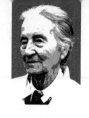

丹玛医师说——百岁医师的育儿秘笈

先试牛奶配方奶粉，如果宝宝常常吐奶，起湿疹，拉肚子，或常常耳朵发炎，再改成黄豆配方奶粉（见溢奶或吐奶，11页）。继续尝试新的配方奶，直到找到合适的配方奶。有些配方奶对新生儿来说太浓了，如果你用的配方奶需要用水稀释，可以稍微多加一点水，直到宝宝3个月大为止。如果一罐水配一罐配方奶，可以增加为一罐半的水配一罐配方奶。等宝宝3个月大时，再按照奶粉罐上的指示冲泡配方奶。

配方奶一定要用温水泡，而且必须可以顺利流出奶瓶。如果宝宝吸奶瓶吸得很累，可能还没喝饱就会放弃不想再喝。不要让宝宝吸奶瓶超过15~20分钟，奶瓶吸太久可能伤害到舌头上皮和嘴巴，使得口腔容易长鹅口疮。如果你感觉配方奶流出不太顺畅，可以用刀片在奶嘴上划出十字，口径大小应该差不多1.5毫米。喂宝宝喝奶时，奶瓶要握稳，让宝宝在吸的时候有一点阻力，这样宝宝的嘴巴会用力去拉奶嘴，就像吃母乳一样。

虽然我的乳房不大，但我喂过11个孩子吃母乳，都没有太大的问题。很多人以为乳汁的分泌和乳房的大小有关系，其实乳房的大小和喂母乳的能力无关。

不过，当年老八克里斯蒂娜出生时，我无法分泌足够的乳汁给她喝，必须搭配使用配方奶。她喝母乳一直都不积极，后来到了5个月大时，不肯再吸母乳。我刚开始觉得很失望，很难过，觉得自己很失败，但是后来我改变了心态。我哪有失败，喂母乳是最理想的，我愿意喂母乳，只是力不从心。不过我们家老八是个健康快乐的孩子。感恩，在我们需要的时候，有配方奶可以使用！我们为有健康的宝宝感恩。

丹玛医师说：

宝宝吸母乳或喝配方奶的时候，会明白母亲的重要。喂奶的时刻，应该是一天当中母亲和孩子最快乐的时刻，应该安静，绝对不要赶时间。[1]

---

[1] Leila Daughtry Denmark, MD. *Every Child Should Have a Chance*. Atlanta, GA, 1971: 17.

溢奶或吐奶

每个宝宝都会有溢奶的时候，但是溢奶若是过多，可能的原因有：喂奶太频繁（见3—5页），对食物过敏，或是食道和胃部上方连接处的贲门太弱。如果宝宝不但溢奶，还溢水，很可能是因为贲门太弱，这对婴儿来说是正常的，常常溢奶的情况可能会持续到8个月大，但体重会正常增加。

如果只溢奶不溢水，有可能是食物过敏，可以换配方奶试试看。喂母乳的母亲需要对某些食物忌口，来找出过敏原，要扮演侦探的角色，每次不吃某样食物，再看看宝宝的情况有没有改善。你也许需要两个礼拜不吃某种食物，才能确定那样食物是不是有问题。一般会引起过敏的食物有乳制品、柑橘类和巧克力。

而喷射状的吐奶，尤其是男婴，就需要注意。这种吐奶像爆炸一样，喝下去的奶全吐出来，吐奶时可以摸到宝宝的胃部上下起伏。遇到这种情形，就要立刻询问医师。

丹玛医师说：

　　宝宝溢奶是好事，这样比较不会常感冒，因为没有人想抱他！

肠绞痛

如果没有明显的原因，宝宝却焦躁不安，不开心，常常哭，常常溢奶，有腹痛的症状，我们会说是"肠绞痛"。正常的婴儿每天都需要哭一段时间，但这不同于婴儿因为肠绞痛的那种哭。

有肠绞痛情况的婴儿，很多是因为母亲在怀孕期间抽烟、喝酒、吸毒或服药（包括处方药）而引起。有这种情况的婴儿，要等几个礼拜才能恢复正常，因为他们一出生就有"瘾头"，戒断的症状会持续一段时间。如果母亲停止服用这些刺激物、药物或毒品，并且给宝宝喂母乳，宝宝的身体所经历的冲击会减轻。但是，如果直接喂宝宝喝配方奶，24小时内，宝宝很可能会变得僵硬、烦躁。

丹玛医师说：

　　……小婴儿会有毒瘾、烟瘾、咖啡瘾或酒瘾等瘾头，就看他的

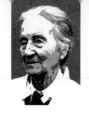

母亲有什么瘾头。戒掉已经服用9个月的毒品或药品，会让婴儿很难受，他会焦躁不安、发绀、僵硬、呕吐、溢奶、便秘或经常排便，他会一直哭，怎么哄都不会停，这种情况必须等一段时间才会消失，要等染上9个月的瘾头戒掉……有时候母亲必须服用药物来保住性命，必须治疗抽搐、高血压等状况，但我们务必要记住，不管母亲服用什么，都会被宝宝的身体吸收，宝宝需要时间才能戒掉药瘾。[1]

肠绞痛也可能是配方奶不合适导致的，或是喂母乳的母亲吃了宝宝会过敏的食物。试试换一种配方奶或多加一点水稀释（见10页）。如果是喂母乳，试试两周不吃容易导致过敏的食物（乳制品、柑橘类和巧克力是常见的过敏原）。仰睡的宝宝比较可能会肠绞痛（见14页），因为会吞下太多空气。

造成婴儿肠绞痛最常见的原因，大概是喂奶过于频繁。两餐喂奶之间需要间隔4个小时，这样胃才有时间将奶消化，然后排进小肠，这时再让新的食物进入胃中。喂奶太频繁会导致消化不良和腹痛，也容易造成溢奶。

婴儿在疼痛的时候，常会有吸吮的动作，这是婴儿在难受时的本能反应。母亲看见婴儿在吸吮，以为是肚子饿了，就再喂一次奶。婴儿会喝奶，因为他以为吸奶可以停止疼痛，没想到喝更多的奶不但没有化解疼痛，反而让疼痛加剧，结果宝宝因为肠绞痛的关系，就一直哭，一直吸吮。

如果让肠绞痛的婴儿趴睡，并且按固定的时间喂奶，两餐之间的间隔够长，这个问题大多可以迎刃而解（见3—5页，和索引中的"肠绞痛"）。

丹玛医师说：

　　我发现，宝宝一哭就喂奶的做法非常糟糕……喂奶次数越频繁，宝宝就越容易哭，因为他的胃还没有清空，就又喝下更多的奶，结

---

① Leila Daughtry Denmark, MD. *Every Child Should Have a Chance*. Atlanta, GA, 1971: 5.

果无法适当消化，导致胃部扩张、疼痛。①

体重增加

所有的新生儿，在出生后头几天，体重会减轻大约 240 克，但一周后应该会恢复到出生时的体重，之后通常每天会增加 30 克，直到 12 周大（总共增加大约 2500 克）。接下来，体重增加的速度会减缓，每天增加大约 15 克。到了 5 个月大时，大多数婴儿的体重，会比出生时的体重多出大约 3400 克。

有些健康宝宝的体重会增加更多，有些则没有增加那么多，重点是看体重有没有逐渐增加，看宝宝快不快乐。如果体重没有逐渐增加，一定是出了什么问题，应该尽快找出原因来解决。有时可能是需要辅助食品（见 9—10 页）。

如果你的宝宝跟邻居的宝宝不一样，不要觉得惊讶，也不要担心，因为你的宝宝也许是遗传了妈妈或爸爸的体型，毕竟有其父必有其子。

丹玛医师说：

　　我看过一个非常健康的婴儿，但他每次喝奶都不超过 90 毫升。每个婴儿的需要都不一样，母亲需要注意的是，婴儿的体重是否持续增加。

产后

为了你自己好，也为了宝宝好，生产后千万别急着恢复正常的作息和工作。如果可以找到人帮忙做家事，就要尽量利用。至少要好好休息 2 周，让你的身体有机会复原。喂母乳的妈妈，需要让乳汁的分泌稳定下来。在家静养对母亲和宝宝都是最好的做法。

丹玛医师说：

　　我当初生产完，在医院待了 2 周。回家后，有人来照顾我 2 周，

---

① Leila Daughtry Denmark, MD. *Every Child Should Have a Chance*. Atlanta, GA, 1971: 14.

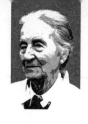

接下来我让自己放轻松一阵子。也许我们以前的人太看重产后的休养，但我确实相信，怀孕9个月之后，真的需要休息，因为失了血，腹部肌肉无力，内脏都移了位置。我认为刚生产完的母亲，应该有1个月的时间，放慢生活的步调，尤其是打算喂母乳的母亲。

太多访客或讲太多话，会让无助的宝宝哭闹不安。应该容许妈妈和宝宝安静地生活在一起，趁着冲突还没开始，先有机会多认识彼此。①

如果妈妈刚生产完，当天就起来安排请客的事，她的身体会很虚弱，筋疲力尽，心情就不会好。妈妈如果要喂母乳，心情必须愉快。我认为生产完之后，应该要有一段安静的时间，女人需要时间调养身心，然后才能重新理家。

婴儿的姿势

婴儿出生后，头5个月都应该趴睡，趴睡比较安全，婴儿也会比较有安全感。仰睡的婴儿会一直挥动手臂，因害怕自己会掉下去。他在母亲的肚子里待了9个月，一直是屈身环抱的姿势，可是仰睡时，四肢自由活动得太厉害，会觉得没有安全感，他会害怕、不断的吸气，结果造成肠绞痛。

让婴儿仰睡可能会危及性命，仰睡的婴儿可能会溢奶，造成窒息。趴睡的婴儿没有因为溢奶而呛到的危险，因为铺在床单下面的浴巾会吸收溢出来的奶，宝宝不会把溢出物吸进肺部（见家具的使用，16页）。

宝宝全身的器官，都会因为趴睡而运作得更好。趴睡可以促进排便和排气。仰睡则会让体内的液体无法适当地排出，容易导致鼻窦发炎、呼吸道发炎和耳朵发炎。耳咽管无法顺利排出液体，液体就会积在鼓膜后面，往往就导致发炎。可惜很多小儿科医师的对策，是插入耳管来排出液体（见耳管，78—79页）。

婴儿趴睡时，比较容易运动到脖子、肩膀和手臂的肌肉，可能会比较早开始爬，爬的时间也会比较持久。爬不但对孩子身体的发育很重要，也

---

① Leila Daughtry Denmark, MD. *Every Child Should Have a Chance*. Atlanta, GA, 1971: 3.

对心理的发育很重要。

趴睡也会帮助孩子发育出好看的头型，侧睡可能会让头部两侧不对称。仰睡的孩子通常脸型较宽，而且后脑勺扁平。如果婴儿常常被抱，没有一直仰躺在床上，后脑勺会好看一点，但是脸型仍然会比较宽。婴儿睡觉时脸颊趴在床上，会塑造出好看的脸型（见 201 页）。

丹玛医师说：

　　我行医超过 75 年，从未发生婴儿猝死的情况。我都会吩咐做母亲的："宝宝一生下来，除了喂奶之外，绝对不要让他仰卧。"（见婴儿猝死症，193—194 页）

　　过去大多数的母亲会让唐氏综合征宝宝仰睡，因为唐氏综合征宝宝的呼吸道有问题，做母亲的怕宝宝会因为趴着而窒息。这样做实在不对。这会让宝宝的头变扁，使呼吸道的问题恶化。唐氏综合征患者很少能活到 40 岁以上。

　　我行医期间诊治过的唐氏综合征宝宝，没有一个猝死。我总是教导做母亲的，要让唐氏综合征宝宝趴睡，要切除他们的扁桃体和腺样体，呼吸会比较顺畅（见 80—81 页）。

今天有很多医院和小儿科医师在推动"婴儿仰睡运动"（back-to-sleep），丹玛医师建议让婴儿趴睡，显然是相反的做法。看见许多年轻妈妈被"婴儿仰睡运动"说服，我心里很难过，也很挫败。我的每一个孩子在 12 周大之前，除了被抱的时候以外，几乎都是趴着的，不管是睡觉、玩耍、洗澡、换尿布、穿衣服、用包巾包住，都是趴着的姿势。丹玛医师早就教我，要怎么让婴儿趴着来换尿布和包包巾。

用包巾包住身体，会让宝宝觉得舒服、有安全感，只有天气热到连使用薄包巾都会流汗时，我才不用包巾来包着新生儿。把包巾摊平，折进其中一角，让宝宝趴在包巾上，脸靠在折进去的那一角。宝宝此时应该是蜷伏的姿势：双手靠近脸颊的两侧、手肘是弯曲的。再来折起对角，包住宝宝的脚，然后拉起另外两角，包住宝宝的身体，再把角塞好。要确认包巾不会妨碍他的呼吸。这种包裹的方式，让宝宝在床上时可以用手撑起他的

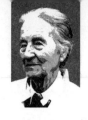

身体，并且锻炼肩膀的肌肉。

如果天气冷的时候抱着宝宝外出，我通常会将包巾上端的角留着，不折进去，等包好宝宝以后，再将上端那角的包巾轻轻地覆盖在宝宝的头上，帮宝宝保持温暖。我不会用厚重的毯子来覆盖宝宝的脸，只会使用轻薄的包巾，而且只有在冷天出门，抱着宝宝的时候才会使用。

让宝宝趴着换尿布其实不难，用趴姿换尿布反而比较好清理呢！如果我需要让宝宝转成仰姿，来清洁前面的部位或护理脐带时，我会先握住宝宝的前臂和手，让他的两只手臂紧靠在胸前，不会随意挥动，然后再轻轻地把宝宝转过身来。清洁的时候，仍让宝宝的两只手臂靠在一起。

抱宝宝时，别让他的手臂随意挥动，用包巾包住，让他的肚子靠在你的肩上、胸上或前臂上，他才会觉得安全。

我家老幺埃米莉刚出生时，"婴儿仰睡运动"正如火如荼展开。我还记得当时看着女儿满足地趴睡在婴儿床上时，内心充满了感恩！让我学到这么有智慧的育儿建议。

家具的使用

婴儿秋千和现代的汽车安全椅，都对脊椎不好。新生儿脊椎骨中间的软骨，特别柔软，刚出生头几个月，不应该让婴儿弓着背。婴儿最好多待在家中的婴儿床上，尽量不要坐汽车安全椅，尤其是五六个月以下的婴儿。

铺对婴儿床很重要，先把四条纯棉浴巾铺在婴儿床的床垫上，最上面再用纯棉床单或床笠，往四边底下拉紧。这样的床面会透气，也会吸收液体。绝对不要把宝宝放在蓬松或长毛的床面上，这可能会妨碍宝宝呼吸。也不该把宝宝放在地毯上，即使宝宝下面有铺毯子。地毯里面有许多过敏原，可能会导致宝宝鼻塞或耳朵发炎。

安静

新生儿不见得对响声有敏感的反应，但响声对新生儿的影响其实很大。新生儿的鼓膜薄如卫生纸，而且他在出生前听到的任何声音，都是隔着羊水传来、被闷住的声音。

别让婴儿听到不必要的大响声，尤其是睡觉的时候，要尽量让房间保持安静。家中尽量不要有访客，尤其是出生后头 5 个月内。把电视和收音机关掉，如果房间里面有电话，要把铃声关掉。

可惜有些母亲会急着带新生儿出门，新生儿需要的是安静的生活环境，远离一切嘈杂，尤其是 5 个月以下的婴儿。让婴儿接触人群会提高生病的概率，生病会干扰到这段期间很重要的快速发育。

丹玛医师说：

应该让婴儿慢慢接触新事物的冲击……应该学美国印第安人照顾婴儿的方式，或是学母猫照顾小猫的方式，刚出生头几周，先把婴儿藏起来，等婴儿比较强壮后再让他出来。[①]

小小的新生儿没有太强免疫力。如果你礼拜天带婴儿去教会，把他留在幼儿室，我可能下礼拜三就会看到他。为什么？因为有人带了生病的婴儿来幼儿室，然后病童对着你的宝宝咳嗽。

阳光

等宝宝 2 周大时，可以开始每天带他到户外待 5 分钟，把上衣拉起来，让阳光照射他的背部，这样做可以供给宝宝身体所需要的维生素 D。

黄疸

如果宝宝的皮肤或眼白部分，变成不寻常的黄色，可能是得了黄疸。如果宝宝看起来像得了黄疸，先检查他大便和尿液的颜色，如果大便呈白色，尿液呈茶褐色，就表示胆汁没有流经胆管，这时需要立刻带宝宝就医。如果宝宝的大便和尿液颜色正常，表示宝宝大概没事，不需要就医治疗，不必照灯光，也不该停止喂母乳，可以按照上面说的，在晴天时带宝宝到户外晒点太阳。

---

① Leila Daughtry Denmark, MD. *Every Child Should Have a Chance.* Atlanta, GA, 1971: 4.

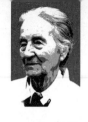

如果母亲怀孕期间贫血，新生儿有可能得黄疸。胎儿是透过胎盘，从母亲的血液得到氧气，如果母亲贫血，血液的含氧量会降低，胎儿体内就必须尽量制造红血球，才能得到所需要的氧气。等婴儿出生后，体内所制造的红血球量，远超过他需要的量，这时多余的红血球会被摧毁，因此导致黄疸，但这种情况通常几天后就会消失。

怀孕期间的贫血，通常是吃太多乳制品造成的（见125页，128页）。

安抚奶嘴和鹅口疮

不该给宝宝安抚奶嘴，让宝宝吸吮手指好得多。吸安抚奶嘴的宝宝，口腔可能会长出一种叫鹅口疮的霉菌。鹅口疮呈白色，看起来像凝乳，会分布在舌上、喉上、脸颊上和口腔顶，有时会蔓延到屁股和指甲上。

乳头是柔软的，但安抚奶嘴是硬橡胶做的，吸安抚奶嘴会妨碍到宝宝口腔内的上皮细胞，可能会导致霉菌的生长，造成鹅口疮。如果只是宝宝舌头的上方看起来白白的，但口腔其他部位没有，可能不是鹅口疮，宝宝也许只是睡觉时嘴巴张开而已。治疗鹅口疮，每次喝完奶之后，可以拿棉花棒蘸一点耐丝菌素悬液（Nystatin suspension）或灭菌灵悬液（Mycostatin suspension）（见103页），擦在口腔内两侧、口腔顶和嘴唇内侧。

千万不要在奶瓶里装水给宝宝当安抚奶嘴使用。如果昏昏欲睡的宝宝不停地吸，你又不停地装水进去，喝进太多的水会冲淡宝宝体内的电解质（见饮料，127页）。

丹玛医师很反对大人给孩子使用安抚奶嘴背后的心态，她说，需要靠安抚奶嘴来安抚孩子的父母，大多有相同的心态——不懂得解决问题。他们会把安抚奶嘴塞进宝宝嘴巴，好让宝宝闭嘴，也会给宝宝一些对他们有害的东西，只因为不想听见宝宝闹脾气。做母亲的，绝不该对孩子用哄的方式，孩子想要的东西若对他不好，也不该给他。母亲为了爱孩子，在必要时，必须拒绝顺着孩子的意思，真正去帮助孩子解决问题。

丹玛医师说：

奶嘴是很脏的东西，奶嘴碰过的地方，你根本不会想把牙刷放在那里，但是却有人会把弄脏的奶嘴放进宝宝的嘴巴。住家内有很多细菌和霉菌，所以吸安抚奶嘴的宝宝，有很多会长鹅口疮，会拉肚子。奶嘴很脏，不过给宝宝买安抚奶嘴有助于提振经济，而且医生也需要有生意上门！

我觉得使用安抚奶嘴的妈妈都很像，她们的宝宝是最没有安全感的宝宝——有人建议安抚奶嘴可以慢慢戒掉，我的回答是一个小病人给我的灵感。这个小病人说他要把小狗的尾巴切掉。他告诉我说，他打算每天切掉一小段，这样就不会太痛。

我认为，我们对待孩子，是要做目前对他们最有益处的事，做完之后就不要再提起这件事——吸安抚奶嘴非常不好，想让孩子停止吸安抚奶嘴，最好的办法是把安抚奶嘴丢进垃圾筒，让宝宝哭一下，然后这出戏码就结束了。[1]

洗澡

给宝宝洗澡时，要用温水（不是热水），以及不会在皮肤上残留的肥皂，用手肘测试一下水温。找一间没有风的房间，在桌上铺一层厚浴巾，然后让新生儿趴在浴巾上。用海绵蘸点肥皂，以轻压的方式，抹遍宝宝全身上下（包括头部），轻轻抬起宝宝的手臂清洗，一次一边，手臂换边时头要换边。最后把宝宝的头稍微抬起来清洗脖子，从头到尾都是趴着的姿势。

用清水彻底洗净，洗完后可以用舌头舔一下宝宝的皮肤，看看还有没有残留肥皂。等皮肤上的肥皂都冲干净了，用浴巾轻轻拍干全身，不要使用婴儿油、爽身粉或婴儿乳液，这些是不必要的，有可能引起疹子，或是让宝宝觉得冷。擦了油的身体会觉得冷，这个作用可能会降低白血球的数量，使婴儿更容易受到感染。

眼睛和耳朵只能用小毛巾清洁，不要用别的东西。如果用棉花棒清耳朵，耳垢有可能被推到耳道更里面的地方，反而会造成问题。

如果鼻子里面有一点鼻涕，妨碍呼吸，就拿一块棉花蘸蒸馏水卷成粗条，轻轻放进鼻孔内清洁，但要小心别塞进去太多。千万别使用橡胶制的

---

[1] Leila Daughtry Denmark, MD. *Every Child Should Have a Chance*. Atlanta, GA, 1971: 78.

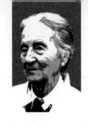
吸鼻器，因为这很容易导致鼻黏膜肿胀，引起鼻塞。哭其实有助于清洁宝宝的鼻子。

清洁女婴的阴户，应该拿一小块棉布，蘸蒸馏水清洗干净，别用棉花棒。男婴若是割过包皮，生殖器就比较容易清洗，可以在清洗身体其他部位时，一起清洗。若是没有割过包皮，就需要多花点工夫保持干净，以免感染。

脐带部位最好不要清洗，除非有分泌物，可用一块棉布蘸蒸馏水清洗干净。千万别用胶带盖住脐带，要让它通风，直到愈合。脐带尚未愈合之前，包尿布时要折一下，别盖住脐带。

衣着

宝宝洗完澡后，给他穿上质地柔软、舒适、吸水性佳的衣服（最好是棉或亚麻的材质）。换尿布和穿衣服时，一样是让宝宝趴着。要记得脐带愈合之前，尿布不要盖住脐带。

把宝宝的头抬起来，迅速地将衣服套过宝宝的头部，以免妨碍呼吸，然后将手臂穿过袖子。3个月以下婴儿穿的衣服，如果有扣子，应该扣在背后比较好。这样宝宝趴着时，才不会因为摩擦到胃部而不舒服。有时候衣服也可以反穿，我第一次带老大去看丹玛医师时，宝宝是穿一件前面有扣子的棉质婴儿服，丹玛医师当场教我怎么帮宝宝反穿衣服，将扣子换到背后会比较舒服。

除非天气很热，否则宝宝刚出生头几个月，我都会在棉质婴儿长袍下面，再让他穿一件柔软的棉质上衣。如果宝宝流汗，就表示穿太多，会不舒服。流汗时，皮肤会释放盐分和油质，宝宝就不会觉得干爽。如果房间太冷，宝宝当然也不会觉得舒服。

我们初为人父母时，家中没有冷气机，夏天很热的时候，我会给宝宝穿一件棉质上衣和尿布，连薄包巾都不用，但会小心地让宝宝趴睡。后来我们搬家，有了冷气机，家中的新生儿通常会穿上衣、长袍、尿布和袜子。如果天气不太热，我会用纯棉包巾包住宝宝。要留意宝宝周遭环境的气温，运用一点常识。宝宝若有需要，就多给他盖条毯子，天凉的时候带他出门，头上可以戴顶帽子。

丹玛医师说：

做母亲的为 6 个月以下宝宝挑选衣服时，应该以质地柔软舒适为主。满 6 个月后，挑选衣服的考虑不一样了，宝宝在这个阶段穿的衣服，必须能够让他很自由地到处爬。

到 1 岁时，宝宝穿的衣服必须男女有别，这很重要。小男孩似乎知道自己是男生，小女孩也似乎知道自己是女生。当小女孩穿着漂亮的洋装时，会显得很满意、很开心，喜欢照镜子欣赏自己。而小男孩穿得像男生，剪着一头男生发型时，他会像个男子汉一样抬头挺胸。

1 岁的小男生，若是穿得像女生，而且留长发，通常会培养出一种心态。他会变得负面，喜欢破坏，想向每个人证明，虽然他穿着像女生，头发也像女生，但他其实是个男子汉。

若跟这个小男生相处得够久，你会以为他着魔了……我有机会接触到这种孩子，看着他们从出生到长大成人，似乎一直都无法摆脱那种感受。[1]

我们家的小女孩很喜欢蝴蝶结和花边，她们最爱玩的游戏，就是给洋娃娃穿衣服，那是奶奶从大卖场买来送她们的玩具。这些洋娃娃的衣服很讲究，衬裙上甚至缝了小铃铛。在特别的日子里，我常会用粉红色的发卷给女儿卷头发。礼拜天早上，尤其是节日，常会看见女儿穿着圆裙跳舞转圈，头发上的装饰发出叮叮当当的响声。

每个小女孩喜欢优雅的程度不一，这很容易看出来。平常的时候，女儿利拉很少注意自己的穿着，总是在外面快乐地蹦蹦跳跳，然后顶着一头乱发、带着一双脏脚丫回家。但是女儿克里斯蒂娜则是个讲究的小淑女，很注意自己的穿着，不时梳着她那头柔顺的褐发，从来不光着脚丫，甚至不太喜欢在花园里撒种子，因为她说："我不想把手指弄脏！"

脚和鞋

每个宝宝出生时，脚掌都是歪的，不是内八就是外八，就看他在母亲

---

① Leila Daughtry Denmark, MD. *Every Child Should Have a Chance*. Atlanta, GA, 1971: 83.

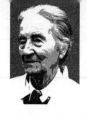

子宫内的姿势。一般说来，出生时脚掌内八的孩子，会比脚掌外八的孩子早走路。除非脚掌严重歪曲，比如畸形，否则一般都会自动恢复正常，不需要刻意去矫正。较小的宝宝不需要穿鞋子，他需要使用他的脚，赤脚比较好走路。

我们的女儿杰茜卡出生时，脚掌严重内八，当时我们住在国外，有个骨科医师建议给她穿矫正鞋，使用矫正器。后来给丹玛医师看过后，她说这是在正常的角度范围。我们听从丹玛医师的建议，后来脚掌自然恢复正常，没有问题了（我写这版的时候，杰茜卡正在受训要跑马拉松呢）。我们家其他的孩子，在一两岁以前，也都很少穿鞋子。

> 丹玛医师说：
>
> 我刚开始行医的那个年代，大家会花很多钱买脚踝固定器（night splints）和特制鞋。后来我发现，只要让脚掌自然发育，到了2岁时，孩子的脚掌就会自动恢复正常。如果这时仍然不正，我会请做母亲的买一双传统的四轮溜冰鞋，每天让孩子溜几分钟。用这个方法来训练脚掌打直很有效。
>
> 我自己的孙子直到1岁半才有自己的鞋子。有一天我去看他，他很骄傲地对我说："奶奶医师，我有一双小鞋了！"

尿布疹

轻微的尿布疹看起来只是皮肤有点红而已，较严重的尿布疹，皮肤会很红，会有一粒粒突起的疹子，甚至会起像烫伤那样的水泡。导致尿布疹最常见的三个原因是：抗生素、碱性尿液（通常是喝果汁的缘故）和过敏反应。严重的尿布疹是因为过敏，然后演变成霉菌感染。

换尿布时，拿一条小方巾，用温水弄湿、拧干，然后把宝宝的屁股擦干净。给宝宝洗澡的时候，包尿布的部位，肥皂必须彻底冲干净。

即使是轻微的尿布疹都会不舒服，也有可能恶化，所以应该立即处理。可以拿掉尿布，让宝宝的皮肤透透气（你可能得一直换床单）。另外也要找出是什么原因导致过敏反应，然后引起尿布疹。也许是用来洗尿布的洗洁精，或是喂母乳的母亲吃了什么东西，结果引起宝宝的过敏反应。不要给宝宝喝果汁或是吃太多水果。

如果是用纸尿裤，也许需要换个牌子。可以考虑用布尿布。纸尿裤不透气，比起包布尿布，包纸尿裤的宝宝，包尿布部位的皮肤，温度会较高，所以容易滋生霉菌。

严重的尿布疹皮肤表面有霉菌感染，患部需要尽量保持干燥，1天3次擦耐丝菌素粉末或灭菌灵粉末（见103页）。如果皮肤红肿或起水泡，除了擦耐丝菌素粉末，每天还要擦"使立复乳膏"3次（见103页）。先擦乳膏，再撒粉上去（擦一般的尿布疹软膏和乳膏，可能会让严重的尿布疹恶化）。

长牙

很多年以来，美国妇女一直都相信"长牙"是种周期性出现，需要去注意和治疗的情况，大家都说长牙会使宝宝生病、发烧、极度疼痛和易怒。我的曾祖母还曾为了减轻宝宝长牙时的疼痛，让医生把宝宝的牙龈割开。

丹玛医师不相信这些关于长牙的说法，她说："胎儿受精5个月后，就开始长牙了，而且会一直持续到大约18岁。长牙期间不会有什么严重的症状，只有牙齿冒出来时会稍微不舒服而已。"如果你的宝宝真的病了，别归咎于长牙，应该找找别的病因。

最近我女儿埃米莉提到她口腔后头有点疼痛，我们也注意到她的牙龈上有一小层皮：看来她长了12年的第二大臼齿要冒出来了。她显然仍在长牙呢！

三个月

作息时间

6:00 a.m.	喂奶。
9:30 a.m.	洗澡（若有需要）。
10:00 a.m.	喂奶和食物泥；小睡。
2:00 p.m.	喂奶和食物泥；玩。
6:00 p.m.	喂奶和食物泥；小睡。
10:00 p.m.	喂奶；上床睡觉。

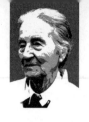

　　宝宝 12 周大时，你会注意到宝宝清醒的时间变长了，不再哭那么久，而且开始流口水。流口水就表示宝宝的口水现在含有唾液淀粉酶，可以将淀粉转化为糖，这时可以开始慢慢地将食物泥纳入宝宝的饮食。当宝宝学会吞口水时，就不会再流口水，不过他若是鼻塞，可能就会一直流口水。

　　这时，喂奶时间仍然一样（早上 6 点、10 点，下午 2 点、6 点，晚上 10 点），但在早上 10 点、下午 2 点和 6 点那 3 次喂奶时间里，可以给宝宝吃一点食物泥。一次只试一种没吃过的新食物，接下来 4~7 天要观察宝宝有没有过敏反应的征兆。在这段观察期间里，一开始每餐只给 1/4 茶匙的新食物，之后每天增加一些分量，直到每餐可以吃两大匙（早上 10 点、下午 2 点和 6 点这三餐）。

　　如果没有奇怪的反应，就可以认定不会过敏。现在可以加入另外一种新食物，1 次喂 1/4 茶匙，在 4~7 天内，逐渐加量到每餐喂两大匙。这是个安全的做法，能让宝宝尝试各种不同的食物，也能及早发现他有没有对什么食物过敏。

　　万一发生过敏反应，就把那样食物写下来，并且描述一下反应，也许是起疹子、拉肚子、气喘、湿疹、呕吐、花粉热、流鼻水或哭闹不停，任何不正常的情况都应该记录下来。1 个月后再试试有问题的那样食物，看看还会不会起类似的反应。每隔 1 个月就重试 1 次，总共试 3 次。如果每次都出现反应，可以认定孩子这辈子应该会一直对那样食物过敏。

　　在不习惯食物泥的口感之前，很多宝宝会把食物泥吐掉。有些宝宝比较容易喂食物泥，有些宝宝比较难喂，无论如何，要有耐心，不断尝试，放轻松，跟孩子一起享受这个新体验。

　　可以先用市面上卖的婴儿米精，加上母乳或配方奶，调成米糊，给宝宝试吃看看。再来可以加入香蕉泥、苹果泥和好的蛋白质食物（26—28 页）。试过蛋白质食物之后，再来可以加入一种蔬菜，如四季豆或胡萝卜。

　　每次加入未吃过的新食物时，要和已经试过的食物混合。宝宝已经很习惯母乳或配方奶那种甜甜、温温的口感，所以如果用水果把食物泥调成甜的，而且喂之前稍微加热一下，宝宝会比较能够接受。

　　宝宝试过上述几种不同营养的食物（淀粉、香蕉、煮过的水果、蛋白质、蔬菜）之后，在同一类的营养中，可以变换食材，比如把米精换成燕麦，把菜豆换成菠菜等。宝宝能吃多少"泥"，就让他吃多少。过不了多久，你会很惊讶他竟然能够吃下那么多食物泥。

用市面上卖的婴儿食品也可以（见26—28页）。如果你在家自己做食物泥，口感一定要打得柔顺，喂宝宝吃之前，要先煮滚3分钟。

一定要先喂母乳再喂食物泥，若是喂配方奶，则是先喂食物泥再喂配方奶。如果你既喂母乳又喂配方奶，那就先喂母乳，再喂食物泥，最后喂配方奶。按这个顺序喂比较容易成功。喂母乳又喂配方奶的母亲，应该在食物泥中尽量多加些配方奶。

早产儿的发育通常会进步很快，但刚开始可能慢一点。一般说来，早产儿最好多等几周再开始试食物泥。早产4周的宝宝，可能需要多等1个月，到了4个月大再开始试食物泥，而不是3个月大就开始试。母亲应该注意宝宝什么时候开始流口水，流口水表示宝宝的消化系统已经发育到一定程度，准备好可以处理食物泥了（见216页）。

丹玛医师说：

　　婴儿食品对婴儿的贡献极大，仅次于疫苗的贡献。一直到大约75年前，做母亲的会把食物嚼碎再喂给宝宝吃，母亲吃什么，宝宝就吃什么。后来科学家发现细菌的存在，做母亲的就不再替宝宝嚼食物了。宝宝自己不能咀嚼，得不到所需要的营养，很多宝宝就罹患了坏血病、佝偻症（ricket）、口炎性腹泻（sprue）等各种营养缺乏的疾病。大家开始买坎贝尔（Campbell）罐头蔬菜汤回来过筛给宝宝喝，结果效果极佳。有个可怜的克雷普老先生（我曾经在大烟山和他一起爬过山），他的妻子生病，消化不好，他就开始做食物泥给她吃，后来他做婴儿食品贩卖的灵感就是这样来的。有了婴儿食品，大家都高兴得飞上天了！

自制婴儿食物泥

丹玛医师设计的婴儿食物泥，帮助我的11个孩子获得充分的营养。把各种不同营养的食材混在一起，加上许多水果调成甜味，是很棒的做法，可以确保宝宝均衡摄取到各种必需的营养。把不同的食物混在一起，

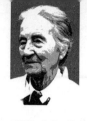

听起来好像很恶心，但我们家的宝宝都很爱吃，也因此长得很好。

当宝宝吃的食物泥量很少时，为了方便，我会用市售的婴儿食品。丹玛医师说，只要买对种类（见26—28页），外面卖的婴儿食品也可以使用。但是标价的店家都知道，定期购买婴儿食品得花不少钱。当我的宝宝越吃越多时，我通常会自己做食物泥。

要舍得花钱买一台好的食物料理机或搅拌机，我们家那台美膳雅（Cuisinart）食物料理机，帮我们省下好多钱。一般而言，食物料理机比较适合搅肉泥，而搅拌机搅出来的食物泥，通常口感比较柔顺。我们家女儿埃米莉对口感特别挑剔，我只好换成美膳雅搅拌机，结果发现很适合做食物泥。

所有的食材一定要煮软，加入足够的水，打成口感柔细的食物泥。我做的食物泥，口感比外面卖的婴儿食品稍微浓稠些。大多数的宝宝不喜欢食物泥中有颗粒，如果颗粒太大可能会噎到，一定要打细或筛掉。要使用切片的熟香蕉。

食物泥不要加盐或辛香料。如果我用罐头食品来做食物泥，会买不加盐的。如果我煮全家人吃的蔬菜，会在加盐前，先把食物泥要用的蔬菜盛起。所有的食材都要新鲜，做好的食物泥也不要放在冰箱太久。若有疑虑，就丢掉。宝宝的肠胃对细菌特别敏感，喂宝宝吃之前，尤其是喂很小的宝宝，最好将食物泥重新煮沸一下。

有些母亲，一次会做一周分量的食物泥，然后放结冰盒冷冻起来，需要时再拿出来。有些母亲一次会做两天分量的食物泥，然后放冰箱冷藏。我通常是一次做三四餐的分量，从煮给全家吃的食物当中，拿出一部分来做成食物泥。你可以选择对你最方便的做法。

四个月

作息时间

如果按照丹玛医师的做法，从宝宝12周大，就开始给他尝试食物泥，那么宝宝吃的食物泥量会增加得很快。现在4个月大的宝宝已经准备好，要改成一天吃三餐，两餐之间间隔5个半小时，让胃部的食物可以充分消化（消化食物泥的时间，比消化奶的时间长）。先喂母乳，再喂食物泥。

 7:00 a.m. 喂奶和食物泥。

 9:00 a.m. 洗澡（若是需要），小睡3个小时。

12:30 p.m. 喂奶和食物泥；下午让宝宝玩（不刻意安排小睡）。

 6:00 p.m. 喂奶和食物泥；送上床睡觉（应该睡到隔天早上）。

如果需要喂配方奶,应该先喂食物泥,再喂配方奶。

早餐

- 2大匙水果
- 3大匙蛋白质食物
- 3大匙淀粉食物
- 1根香蕉

上述汤匙的计量是以打成食物泥后来计算。上述食材应该打成口感柔细的食物泥，混在一起，煮滚3分钟后，稍微放凉，喂的时候必须温温的。最好直接用加热食物泥的锅子喂给宝宝吃，这样可以降低食物被污染的概率。

午餐

- 2大匙水果
- 3大匙蛋白质食物
- 3大匙淀粉食物
- 3大匙蔬菜
- 1根香蕉

晚餐

- 同午餐

可用的蛋白质食物有瘦肉、蛋和米豆（black-eyed peas），其他豆类偶尔可以使用，但米豆是蛋白质含量非常丰富的豆类。

叶菜和深绿色叶菜最好，因为富含铁质，也可以穿插使用其他蔬菜。

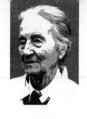

市售的婴儿食品可以使用，但是要买单一食材的婴儿食品，因为市售混合食材的婴儿食品，淀粉的比例太高。比如应该分别买牛肉泥和胡萝卜泥，而不是买胡萝卜炖牛肉泥。

上列食物的分量，是每餐的平均值，有些宝宝吃得多，有些吃得少，重点是宝宝想吃多少就给他多少，而且要维持上述的营养比例增减。吃完后，碗里应该还剩下一点点，表示宝宝吃饱、吃够了。不应该给宝宝喝果汁或其他饮料。

我儿子约翰，婴儿时期的食量惊人，每餐几乎吃到上述分量的两倍。当时我们家的财务吃紧，必须减少买肉的预算，儿子在那段期间吃了很多米豆，是个精力充沛的快乐宝宝。

白天小睡时间

4个月大的婴儿，下午不需要再刻意安排睡午觉的时间。宝宝在游戏床内玩，或是坐在汽车安全椅上时，可能会打个瞌睡，但还是应该开始让宝宝渐渐戒掉下午的小睡。把宝宝放在客厅或厨房，让他一面玩自己的玩具，一面看家人做自己的事，用这个做法鼓励宝宝保持清醒。

宝宝通常会需要一段时间，才能真正戒掉下午的小睡，但是渐渐地，他会习惯在早上睡个长长的觉。

五个月

食物、作息时间和睡眠

食物、吃饭时间和睡觉时间，都和4个月大的作息时间一样，但是从现在开始，每餐饭后用杯子给宝宝喝几口水，不必把水装在奶瓶里。用杯子喝水需要练习，但宝宝可以从很小就学会用杯子喝水（刚开始可能会有点呛到，可能会溅出来）。

当宝宝开始学习用杯子喝水时，我会拿透明的玻璃杯或塑料杯来训练，这样比较容易看见水什么时候碰到嘴唇。等宝宝学会用杯子喝水后，我们会改用吸嘴杯，这样他们就可以自己喝水，不怕溅得到处都是。

别给宝宝压碎的食物或完整的食物，直到宝宝有足够的臼齿可以适当咀嚼食物之后再给（大约24~28个月大）。在臼齿长齐之前，宝宝无法彻底咀嚼完整的食物，甚至是压碎的食物，这段期间应该吃口感柔细的食物泥，否则胃会不舒服。

等宝宝够大之后，他会发现自己吃的食物跟家人不一样，问题可能就来了，因为他会想吃大家吃的东西。要记住，宝宝没有足够的分辨能力，他不知道吃没有打成泥的完整食物，他的胃很难消化。父母要避免妥协和给宝宝吃他想吃的食物。如果宝宝有一餐不肯吃食物泥，别生气，等下一餐再喂就好了，毕竟连健康的宝宝，胃口都会有变化。如果宝宝吃了压碎的食物，就很难再叫他回头吃食物泥。但是当宝宝知道只能吃食物泥时，他还是会吃。

丹玛医师说：

　　老年人掉牙之后，都会花很多钱去买新牙。他们不会把食物压碎再吃下去，他们觉得这样吃东西很恶心。

　　就好像一个乡下女孩看见有电灯之后，就不会想再洗灯罩了。一旦把餐桌上的食物压碎给孩子尝过之后，孩子就会觉得一定要跟爸妈吃得一样，但是除非已经有臼齿可以咀嚼食物，否则他的胃还不能完全消化这样的食物，吃下去只会原封不动地排出来。

我深深相信，晚一点再开始让宝宝吃餐桌上的食物比较好，我试过几个不同的办法来避免冲突，其中两个办法特别有效：第一，先喂宝宝吃食物泥，然后全家再吃饭；第二，不要给宝宝吃一些会让他想吃大人食物的东西，比如饼干或是Cheerios圈圈饼。

两餐中间不要给宝宝果汁、汽水或点心（见饮料，127—128页）。要记住，两餐之间需要间隔5个半小时。

丹玛医师说：

　　在两餐中间吃点心的孩子，肚子会很大，容易贫血，也很可怜，因为他们的胃一直都没有机会清空，所以老是觉得饿，但是又不至

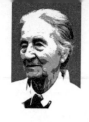

于饿到可以吃下一顿正餐。猪这种动物吃得很多，吃完后会躺下来休息，直到食物都消化了，然后再吃。连猪都懂得正确的饮食之道。而牛当然没有这个问题，它有四个胃，所以可以整天吃不停。

来我诊所看诊的孩子，如果大腹便便，头发干涩稀少，我都会问孩子的母亲，是不是会在两餐中间给孩子吃点心。如果母亲说没有，我会检查孩子的鞋底，看看有没有饼干屑。如果有，就表示家里可能到处都有零食。在两餐中间吃点心，会让生活脱序。

那些大腹便便的老年人，你会看到他们也有相同的饮食模式。假如他们可以一天只吃三餐，不要三天两头去看医生，就会变成亲切、整洁的人。"养成健康的饮食习惯，能够降低看医生和吃药的机会！千万别用药物来取代健康的生活习惯。"造成蛀牙的三大原因是：两餐中间吃东西、喝汽水、用嘴巴呼吸。

断奶

丹玛医师强调，宝宝需要在七八个月大时断奶。七八个月大的宝宝，应该已经可以吃下很多食物泥，也学会用杯子喝水。喂母乳的宝宝根本不需要用到奶瓶，可以直接改用杯子喝水（见饮料，127—128 页）。断奶后，宝宝的饮食中，不需要再加入牛奶或配方奶，否则可能会造成贫血，而且喝牛奶会降低孩子的食欲，反而让他吃不下更需要吃的食物（见乳制品，128—129 页）。

每餐喂食物泥时，都可以拿水给孩子喝，但孩子若不想喝也不用担心，除非是病了。食物泥中含有许多水分，孩子吃完食物泥后，也许不需要再喝水。如果孩子生病，不想吃食物泥，或是天气特别热，就要留意他喝多少水（见"再谈预防脱水"，62 页）。

睡眠

训练宝宝白天在固定时间小睡之后，宝宝待在婴儿床上时通常会很开心，即使不是全部的时间都在睡觉。要记得拉下窗帘，关上门，尽量保持安静。宝宝白天小睡或晚上上床后，可以在婴儿床上放一个安全的"朋友"（娃娃、小毯子或动物布偶）。让宝宝喜欢某个玩具，离不开这个玩具，这对他有好处。有些孩子睡觉时间较短，白天小睡或晚上睡觉时如果醒来，可以在婴儿床上玩这个玩具。这样很好，可以让你有时间去做该做的家事。

上午小睡比较好，宝宝若是在上午小睡，整个下午保持清醒，晚饭后不久就会累了，已经准备好可以上床。

作息时间固定的宝宝，大多能接受上午9点到中午12点这段时间待在婴儿床上。这样的作息可以带给家人安宁。

丹玛医师说：

　　父母若在适当的时间送孩子上床，孩子最后就会开始在适当的时间睡觉。在下午小睡的孩子，通常晚上比较会睡不好。务必要让宝宝早点上床睡觉，这样爸妈才可以在晚上喘一口气。

　　在我年轻、行医经验不多的时期，有一天有个母亲带了两名幼女来我的诊所，她说孩子晚上都不想睡觉，希望我开点镇静剂给她们吃。

　　我百思不解，不断问她问题，想找出孩子不睡觉的原因。最后我问她："她们早上几点起床？"

　　她回答说："大约11点半。"

　　我就告诉这个母亲："那她们应该晚上11点半再上床睡觉！"我建议她早上7点叫孩子起床，给她们吃早餐，如果她照做，该上床的时间一到，孩子就会想睡觉了。

丹玛医师建议在上午让宝宝小睡，这样的时间表对我们的家庭生活很重要，我都会严格执行，所以宝宝也都视为理所当然。那3个小时很宝贵，我会利用这段时间去做需专心的工作（填写文件、监督孩子功课、打重要的电话）。假如没有这样做，我真不知道自己能否把家庭生活维持得井井有条。我会尽量让宝宝在下午保持清醒，这样到了晚上，他们一定会准备好要上床睡觉，而我也准备好让他们去睡觉了。

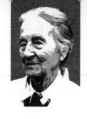

两岁

丹玛医师说：

　　2 岁的孩子是最可爱的，他们说"是"的时候，都是真心的。孩子在 2 岁到 6 岁之间，是最勇敢的，什么都敢尝试，因此这也是他一生中，最重要的受教时期。[①]

食物、作息时间和睡眠

　　7：00 a. m.　　早餐。

　　12：30 p. m.　　午餐。

　　6：00 p. m.　　晚餐；上床睡觉。

　　宝宝到了 24 个月大时，食量通常会大幅减少，生长速度减缓，食量降到大约之前的 1/5。这种改变是正常的。

　　继续给宝宝一天吃三餐，饮料只喝水，用餐时吃水果比喝果汁好。同样的，要确定两餐之间的间隔是 5 个半小时，这样胃才能好好消化食物，也有助于孩子的食欲。

　　在 24 个月大到 28 个月大之间（当宝宝长齐足够的臼齿），很适合开始给孩子尝试餐桌上的食物，这时他已经有能力把食物适当地磨碎。从食物泥转换到桌上食物的过程应该循序渐进，直到他可以与家中的其他成员吃一样的食物。这时候，幼儿对水果的需求大大降低。（参考第十一章，有关全家人营养需求的细节）

　　2 岁的孩子通常比较喜欢吃淀粉类食物和甜食，想吃面包、面条、马铃薯和饼干。我会在 2 岁的孩子肚子最饿的时候，先给他吃蔬菜和蛋白质食物，但不会给他太多，免得他吃不完会觉得受挫。吃完蔬菜和蛋白质食物，他可以吃一些淀粉类食物。我不会给 2 岁孩子吃甜点，除非是特别的日子，而且要在饭后。别担心他的食量，要注意的是他吃哪种食物，食物本身有没有营养。

---

　　① Leila Daughtry Denmark, MD. *Every Child Should Have a Chance*. Atlanta, GA, 1971：25.

要避免在两餐之间吃点心！这会影响孩子已经降低的食欲。别为了吃饭的事跟孩子吵（孩子比较大之后，有些食物我确实会要求他们一定要吃）。吃饭时间应该开开心心，如果孩子不想吃，就平静地把食物端走，等下一餐再吃。到了吃下一餐的时间，他应该会饥肠辘辘。

这个年龄的孩子，白天已经不需要小睡，晚上大约会睡 12 个小时，直到 6 岁。白天不小睡会帮助他睡得早和睡得好，这样父母和较大的孩子就可以享受宁静的晚上时光！

如果母亲决定继续让孩子在白天小睡，就要有心理准备，孩子晚上精神可能会很好，想要晚一点上床睡觉。这是母亲自己需要做的决定。

家中 2 岁的孩子白天不必小睡之后，我会鼓励他们在上午原本要小睡的时段保持安静，他们通常会坐下来看书或玩玩具。如果让 2 岁的幼儿保持安静，在家自学的哥哥姐姐就可以更专心学习，而正在小睡的弟弟妹妹也可以睡得更熟。

干扰睡眠的原因

有时候幼儿的睡眠会受到干扰，却没有明显的原因，他可能会一直醒来，大声啼哭，或是磨牙，你需要找出原因。检查一下有没有发烧、鼻塞，看看是不是太亮或是有什么响声。婴儿若要睡得安稳，就必须趴睡，仰睡的宝宝很容易自己醒来（见 14—16 页）。你的宝宝在晚上 10 点钟那次的喝奶，有没有吃饱？（见 6 页）

另外一个常见干扰睡眠的原因，是碱性尿液让皮肤感到刺痛，宝宝有尿布疹时，通常会有这种情形。喝太多果汁可能会让宝宝的尿液呈碱性。

如果孩子已经满 2 岁，尤其是平常有吸吮手指的习惯，可以做蛲虫检查（见 55—56 页）。有些孩子如果玩得太疯，尤其是被抛在空中这种很刺激的游戏，晚上可能会睡不安稳。

在电视上看到令人不安的画面，也是孩子晚上睡不安稳的常见原因。孩子的情感脆弱，父母需保护他们，别让他们看一些令他们困惑、太紧张、节奏快速或是恐怖的画面。孩子在空闲时间，应该到户外玩耍、阅读书籍或动手做一些东西。偶尔看电视时，要看一些有益身心、比较温和的节目。

送孩子上床睡觉的时候，很适合唱唱歌、说故事等。用这些方式送孩

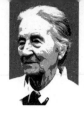

子上床睡觉，孩子比较不容易做噩梦。

归纳宝宝的作息时间

出生后到3个月

6:00 a. m.	喂奶（母乳或配方奶）；在开放的房间内小睡。
9:30 a. m.	洗澡（若是需要）。
10:00 a. m.	喂奶（母乳或配方奶）；小睡，房间需要保持安静。
2:00 p. m.	喂奶（母乳或配方奶）；放在开放的房间内。
6:00 p. m.	喂奶（母乳或配方奶）；玩耍时间。
10:00 p. m.	喂奶（母乳或配方奶）；检查宝宝，确认都没问题之后，送上床睡觉。

3个月

在上午10点、下午2点和6点这三次喂奶时间，开始给宝宝尝试食物泥。

6:00 a. m.	喂奶。
9:30 a. m.	洗澡（若是需要）。
10:00 a. m.	喂奶和食物泥；小睡。
2:00 p. m.	喂奶和食物泥；玩耍时间。
6:00 p. m.	喂奶和食物泥；上床小睡。
10:00 p. m.	喂奶；上床睡觉。

4个月

继续在这三餐时间喂奶和食物泥。

7:00 a. m.	喂奶和食物泥。
9:00 a. m.	洗澡（若是需要）；送上床小睡3个小时。
12:30 a. m.	喂奶和食物泥；玩耍时间（不安排午睡）。
6:00 p. m.	喂奶和食物泥；上床睡觉（应该可以睡到第二天早上）。

5个月

持续4个月大时的作息时间表。开始用杯子给宝宝喝一点水。

7 个月到 24 个月

持续 4 个月大时的作息时间表。给宝宝断母乳或配方奶（完全不用再喝奶）。

2 岁以后

持续一天吃三餐。

转换成餐桌上的食物。

白天不必小睡，吃完晚饭后就送上床睡觉。

预防接种

以下是丹玛医师会帮孩子注射的疫苗，她相信这些疫苗很安全，是保护孩子健康不可缺少的。这些疫苗应该按照下列时间表注射：

5 个月：DPT 疫苗（白喉、破伤风、百日咳混合疫苗），小儿麻痹疫苗。

6 个月：DPT 疫苗（白喉、破伤风、百日咳混合疫苗），小儿麻痹疫苗。

7 个月：DPT 疫苗（白喉、破伤风、百日咳混合疫苗），小儿麻痹疫苗。

15 个月：MMR 疫苗（麻疹、腮腺炎、风疹混合疫苗）。

如果没有送宝宝到托婴中心，就不用再接种别的疫苗。每个宝宝在接种疫苗之前，都应该检查有没有生病，生病的宝宝不可以接种疫苗。疫苗应该打在上臂的三角肌上，打完后揉一揉。

5 个月以下的宝宝不该接种疫苗，因为宝宝的免疫系统，尚未发展到可以产生抗体的程度。打完起初这几剂"白喉、破伤风、百日咳混合疫苗"之后，10 年内不用再打破伤风疫苗，除非是受到枪伤或是被生锈的铁钉弄伤。为了安全起见，每 10 年可以追加一剂（见第十三章，预防接种）。

宝宝偶尔会因为接种疫苗而发烧，在接种完 4 小时后开始发烧，持续 24 个小时。这时可以用阿司匹林来退烧（见 97 页），让宝宝觉得舒服一点。丹玛医师不相信阿司匹林会导致瑞氏综合征（Reye's Syndrome，见 58—59 页，84 页）。

注：如果孩子尚未接种疫苗就感染百日咳，而且没有服药就痊愈，将会终生对百日咳免疫。如果是服用抗生素才痊愈，就不会免疫，需要

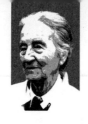

接种疫苗才能避免再感染。百日咳是很严重的疾病，一定要服用红霉素（Erythromycin，见90页）（见百日咳，85页、204—207页，见十三章）。

> 丹玛医师说：
>
> ……对疫苗的发现……在这个时代，救了最多人命。伤寒、破伤风、白喉、百日咳、天花、小儿麻痹、麻疹、脓皮病、黄热病等疾病，已经变得罕见，因为人类靠着微量病菌的协助，在体内建立了一支"抗体"大军，可以保护自己不受这些会致病、会夺人性命的病菌的攻击……。①
>
> 你每天都应该为这些疫苗和好的药物感恩，你的孩子不必再像你的父母和祖父母那辈的人，饱受这些折磨人的致命疾病蹂躏。②

自本书出版以来，读者经常讨论的一个主题，就是疫苗。很多父母感到无所适从，在报纸杂志或网络上读到的信息，常令做父母的感到担忧。

父母必须做功课，为自己的孩子做最好的选择。要记住，网络上的信息有很多是危言耸听，并不正确，真话假话都在网络上找得到。我和我先生深信，丹玛医师的建议是有智慧的，我们相信疫苗带来很大的帮助，但是没有必要接种过多的疫苗。

我们家的孩子，都是由丹玛医师接种疫苗，只有在海外出生的杰茜卡和老幺埃米莉例外，埃米莉出生后不久，丹玛医师就退休了。在埃米莉还是婴孩时，我们发现医护人员会叫新手父母给婴儿接种各式各样的疫苗，他们会给新手父母压力，要他们照疾病防治中心的建议去做。当他们叫我们给埃米莉打疫苗时，我们尽量温和有礼、胸有成竹地告诉医护人员，说我们自己做过功课，我们要打的疫苗是哪些，而且会在什么时候打。大多数的医护人员只是关切孩子的健康，如果他们很清楚做父母的会负责，就

---

① Leila Daughtry Denmark, MD. *Every Child Should Have a Chance*. Atlanta, GA, 1971: 136.

② Leila Daughtry Denmark, MD. *Every Child Should Have a Chance*. Atlanta, GA, 1971: 40.

不会干涉太多。

当时他们告诉我们，DPT 疫苗已改名为 Dtap，而且疫苗已经改善。发现疫苗改过之后，我们就选择让宝宝打第四剂的 Dtap，而不是三剂 DPT。

偶尔我们会听说，某个小儿科医师要求所有的小病人，都要照他的意思接种疫苗，做父母的必须完全遵照他的育儿方法。有些医师甚至会暗示，父母若没有遵照他的指示去做，就是怠职。新手父母没有必要受这种恐吓。我给父母的建议是，找一个合适的小儿科医师，不但具备专业的医疗能力，还会尊重父母的权柄，愿意有点弹性，容许父母在育儿这件事上自己做决定。

本书完成最后一版的修订之后，我们发现一项令人痛心的信息，原来美国目前提供的疫苗，有许多是从堕胎的胎儿组织培养出来的。早期培养出的疫苗，来源可能没有道德上的争议。想照丹玛医师的建议给孩子打疫苗的父母，可以选择其他疫苗来代替 DPT 和小儿麻痹疫苗（见附录）。美国目前提供的 MMR，没有别种细胞株（cell line），都是用堕胎的胎儿组织培养出来的。虽然 MMR 疫苗这么重要，我和我先生却无法支持用这种方式培养出来的疫苗。我们希望未来可以从别种来源培养出这种疫苗。

丹玛医师说：

　　我们很容易把婴儿当作玩具，但是婴儿是人。当你把一个婴儿带到这个世界，他就是你的责任。这个孩子来到世上，不应该是为了让你觉得自己很伟大，而是你应该让他觉得自己很伟大。你需要给那个孩子一个机会。

第二章　需要紧急处理的危险症状

凌晨 2 点半，一个心急如焚的年轻妈妈，拿起电话筒拨电话，左手还抱着一个 4 个月大的婴儿。电话另一端传来很困的声音："喂，我是丹玛医师。"

"丹玛医师，我是马迪亚·鲍曼。"

"你们一家都还好吧？"

"对不起，在这个时间打电话给你，可是我实在不知道该怎么办，我的宝宝发高烧了！我刚刚给她量肛温，温度计显示 37.8 摄氏度。"

你大概猜得到，宝宝那天晚上没事！在丹玛医师耐心的指示下，我终于明白怎么分辨什么状况是真正紧急，什么状况可以等到早上再看医生。宝宝很会挑时间生病，常会在医生下班后，才开始发烧或是腹痛加剧。以下有些准则，可以帮助你分辨什么状况是真正紧急的状况。

发烧

孩子若是发烧，很可能只是出于常见的病因，但是最好检查一下是不是脑膜炎。

检查程序

1. 让孩子仰卧。

2. 大人一只手放在孩子的脖子后面，轻轻把孩子的头往前弯，让他的下巴往胸口靠近。孩子若是不高兴，可能会故意挺住脖子，不肯接受检查，所以检查时，尽量帮助孩子平静下来，想办法转移他的注意力。

如果孩子的脖子僵硬，弯不下去，要立刻带他去急诊。

3. 让孩子仰卧。

4. 抬起膝盖，将整条腿举起来（一次抬一条腿），与身体垂直。

如果腿部非常僵硬，这也是表示状况紧急。新生儿的囟门（头顶上很软的那个部位）若突出，也可能是脑膜炎（见66页）。

腹痛

孩子如果腹痛，先检查他是不是吞进异物，如果是，立刻打电话给当地的毒物控制中心，照他们的指示去做。如果孩子没有吞进异物，就检查看看是不是盲肠炎。

检查程序

1. 让孩子仰卧。

2. 拿玩具转移他的注意力。

3. 压他右边胯骨和肚脐之间的腹部。

4. 如果他感到剧痛，会很明显地表现出来。这个部位有剧痛是表示急性盲肠炎，要立刻带他去急诊，不要帮他灌肠。

注：不要问孩子这里或那里痛不痛，不管痛不痛，孩子通常会回答

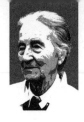

痛。压他的腹部时，务必要转移他的注意力。

其他紧急症状

· 痉挛

· 肛门大出血

· 严重呼吸困难

· 发绀（脸色转紫或转蓝，表示心脏出了问题）

丹玛医师建议做父母的，要学习心肺复苏法，以及噎住时清除气管障碍物的技巧。咨询你小区里的医院，询问他们是否有开授这些课程。把当地毒物控制中心的电话号码，贴在家中容易看到的地方。我们发现他们真的帮了很多忙，每次孩子吸入危险的气体、碰到危险的东西或是吞进异物，知道可以找他们帮忙就会放心很多。

如果孩子有立即的性命危险，赶快打120。若有必要，最好直接去有小儿科急诊的医院就诊。

丹玛医师说：

　　母亲若不清楚孩子出了什么问题，不该自己随便处理，拖到问题变得很严重。大多数的医生都看得出什么状况是紧急的。遇到紧急状况时，你需要直接去能够处理紧急状况的地方。

第三章　常见病症

"啊，好痛！妈咪，我的手指被割到了！"

"过来给妈咪看看你的手，在哪？"

"在这只手，好痛喔！"

"我没看到啊，割到哪了？"

"嗯……也许是另外一只手。"

做母亲的在日常生活中，安慰受到轻伤的孩子，不管是真痛还是假痛，都是一件稀松平常的事。割伤、擦伤、刮伤、烧烫伤、蜂螫等，各式各样的小伤似乎永无止境。我初为人母时，常常为了各种小问题打电话问丹玛医师。随着孩子渐渐多起来，打电话的次数更为频繁。后来我恍然大悟，我老是在问相同的问题。

把丹玛医师建议的治疗方式分类，对我来说很有帮助，对丹玛医师来说，也省了很多时间。

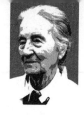

腹痛

　　首先检查孩子是不是中毒或是盲肠炎（见 39—40 页）。如果不是，再看有没有别的症状，比如胀气、拉肚子、呕吐、发烧。如果有拉肚子或呕吐，可能是肠胃炎或食物中毒。用灌肠来解决肠胃炎，非常有效（见第四章）。如果除了腹痛还发烧，也许需要吃抗生素（见第七章）。如果是肠胀气，可以喝一份镁乳（milk of magnesia，见 101 页），然后喝点温开水，这样通常就会舒服一点。如果是成人生病，喝热开水会有帮助，像热茶或热咖啡那种温度。小孩不会想喝那么烫的水。

服用剂量

　　0~6 个月　　　1/2 茶匙

　　6 个月~6 岁　1 茶匙

　　6 岁~成人　　2 茶匙

　　万一疼痛持续，每隔一段时间就检查一下是不是盲肠炎，并且要询问医生。

　　胃是很敏感的器官，可以轻易将东西吐出来，来保护人不被毒物和细菌侵害。如果孩子常常腹痛，要小心观察他一段时间，看看他都吃哪些种类的食物，饮食习惯如何，通常在什么时间腹痛，孩子所处的环境如何，他的情绪状态如何。有时孩子抱怨腹痛，是为了得到注意。你也许得扮演侦探的角色，把原因找出来。

　　跟腹痛有关的紧急状况是：盲肠炎，腹部剧痛伴随血便，或肛门大量出血。

晕车

　　有些孩子比较会有晕车的情况，容不容易晕车取决于内耳的结构，晕车可以吃晕海宁（Dramamine，见 99 页）来解决。

　　我们很早就发现女儿苏珊娜会晕车。有一次我们全家去露营，当时她还是婴儿，开车出门时，全家都健健康康的，很兴奋。后来，我们这辆15人座的厢型车，开上弯弯曲曲的山路，可怜的苏珊娜哭闹得越来越厉害。

我一向不会晕车，所以根本没想到她是晕车，直到抵达露营的地点，我还以为她是在闹肠胃炎。等我们搭好帐篷，她已经不晕了，恶心的感觉消失，脸上重新露出灿烂的微笑。现在，她每次搭车出远门都会吃晕车药，虽然吃了会想睡觉，但总算舒服多了。

头痛

感冒、呼吸道受到感染、食物中毒和疲倦时，常会引起头痛。如果幼儿抱怨眼睛痛，有可能是头痛。

生理期、情绪兴奋、用眼过度、过敏和摄取过多的钠，也是青少年常见的头痛原因。学习认字的幼儿，有可能因为读书太久，用眼过度，导致头痛，也许有可能需要戴眼镜。运动饮料、薯片和过咸的食品应该尽量避免食用，要定期检查眼睛。

偏头痛似乎常是家族性的，有可能是受到过敏原的刺激，各式各样的东西都可能引起过敏。有些小孩闻到柏油的味道会偏头痛，有些小孩吃了洋葱会偏头痛。应该观察一下孩子，看看有没有什么固定的模式会引发头痛。

有时很难判断是什么原因导致头痛，如果孩子经常头痛，而且一直有这个情况，却找不出原因，就要带孩子去做身体检查。如果检查之后，仍找不出真正的原因，可能需要做进一步的检查（比如CT扫描，等等），来排除长脑瘤的可能。一般头痛的治疗方式：服用阿司匹林和温开水。

皮肤

割伤

太大或太深的割伤，需要立刻就医缝针，以免感染。若是小伤口，可以用肥皂和温水清洗，要彻底冲干净，再用酒精清洁。用抗菌剂彻底清洁

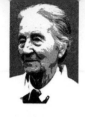
伤口很重要，不但有助于伤口的愈合，也能预防可能发生的血液中毒（败血病）。

伤口清干净之后，可以涂上"使立复乳膏"（见103页），来预防或治疗发炎，不要使用双氧水。大多数的小割伤，可以贴创可贴来保持伤口干净，不要贴太紧。如果是开放性伤口，可以贴医疗用黏性胶布或免缝胶带。一周内不要弄湿或碰触伤口。

擦伤和刮伤

擦刮伤的清洁方式和割伤一样，但不要贴胶布，要尽量保持干爽。

难好的擦伤

我儿子戴维5岁的时候，擦伤了脚踝内侧。擦伤面积不大，但不久我就发现，擦伤部位一直摩擦到鞋子，扯开了伤口。如果不穿鞋子，沙子会跑进伤口；如果贴创可贴，伤口会潮湿、流脓水（这是擦伤常见的情况）。

一周后，擦伤部位变严重了，四周皮肤变红，表面被感染。我在情急之下，只好禁止他到外面去玩，希望可以让伤口保持干净。没想到他立刻被一个玩具绊倒，伤口再度流血。我帮他清理伤口，叫他坐在椅子上别动，然后打电话给丹玛医师。我照丹玛医师的指示，在伤口上涂上厚厚一层"使立复乳膏"，贴上有黏性的纱布绷带，固定在脚踝上。我每天至少换一次纱布，只要弄脏就换。洗澡时要大费周章，才不会把脚踝弄湿。这个方法效果奇佳，擦伤部位很快就好了。我很高兴不必为了让脚踝痊愈，而把活泼乱蹦的儿子绑起来。

严重感染

可能的症状：

·伤口四周很红

·发烧

·腹股沟有硬块（腿或脚掌受伤）

·腋下有硬块（手臂或手掌受伤）

·起红斑

治疗方式

1. 涂上厚厚一层"使立复乳膏"。

2. 盖上纱布。

3. 天天换药和纱布。

4. 伤口保持干爽，不要弄湿。

5. 服用抗生素来对抗感染，氨苄西林（又称氨苄青霉素，Ampicillin）或盘尼西林（Penicillin）（见89—90页）是不错的选择。

6. 可能需要请教医生。

烧烫伤

三级烧烫伤是很深、很严重的伤害，表皮烧毁，肌肉烧焦，不要自己去处理这种伤口，要立刻带孩子去医院治疗。

一、二级的烧烫伤会导致皮肤红肿、敏感，一碰就痛，表皮可能起水泡。

治疗方式

1. 立刻用漂白水（见103页）擦拭烧烫到的皮肤。

2. 马上用水轻柔但彻底地冲洗。

3. 用无菌棉花轻拍。

4. 患部要保持清洁干爽。

如果皮肤有开放式伤口，要继续做下列步骤：

5. 在纱布上涂上厚厚一层"使立复乳膏"。

6. 把涂上乳膏的纱布放在伤口上。

7. 用纱布缠裹。

8. 4天不要拆开纱布。

9. 4天后若有必要，可以重新上药包扎。

10. 患部要保持干爽。

注：1. 经过初次的治疗之后，万一伤口弄脏了，就用酒精清洁。当水泡自行干掉之后，用酒精擦拭，擦上"使立复乳膏"。

2. 弗劳尔斯医师（Dr. Jefferson Flowers，见107页）建议将轻微的烧烫伤处先浸泡在冷水中20分钟再上药。

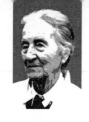

湿疹

如果孩子的皮肤呈鳞片状，常是一片一片的形状，可能是有湿疹，湿疹会在最容易流汗的部位爆发出来。湿疹是对环境中的某些因子过敏，只要过敏原在，任何刺激都可能导致湿疹。除了治疗状况，还要想办法找出导致过敏的元凶。常见的过敏原是食物、肥皂、布料和香烟的烟雾（见11页，92—94页）。如果你的孩子容易长湿疹，洗完澡后要小心地把肥皂和洗发精冲干净。如果宝宝有湿疹，1周只要洗1次澡，要彻底冲干净。不要使用有香味的肥皂，也不要使用会残留在皮肤上的肥皂。象牙肥皂通常是最好的选择，每个人的肤质都不相同，可以多尝试几种不同的肥皂，直到找到适合孩子皮肤的肥皂。

治疗方式

如果湿疹只是像鳞片状而已：

1. 用无菌水冲洗皮肤，擦干。

2. 1天2次涂上0.1% Kenalog药膏（见102页）。

如果湿疹看起来有发炎（像溃疡）：

1. 用蒸馏水冲洗皮肤，擦干。

2. 1天2次涂上"使立复乳膏"，和Kenalog药膏交替使用，比如早上涂"使立复乳膏"，中午涂Kenalog药膏，晚上涂"使立复乳膏"，上床前涂Kenalog药膏。

如果湿疹引发霉菌感染（皮肤出水，呈鳞片状）：

1. 1天2次涂上"使立复乳膏"。

2. 在"使立复乳膏"上洒一些耐丝菌粉末（Nystatin，见103页）。

注：Kenalog药膏是一种类固醇，应该只在短时间内使用。

一般的疹子

起疹子的原因有很多，一般说来（但不总是如此），可以根据以下的原则来判断：如果是全身起疹子，或是疹子集中在容易流汗的部位，比如手肘内侧或膝盖后面，这种疹子是孩子吃了或喝了什么所引起的反应。如果只有某些部位起疹子，而且不是集中在容易流汗的部位，则可能是因为皮肤接触到什么而引起的，比如新布的染料、毒藤或肥皂。

有个简单的测试可以判断疹子是不是过敏引起的。用适当的力道去刮擦孩子的皮肤（别刮破皮或把孩子刮痛），仔细观察皮肤对这样刮擦的反应。如果皮肤肿起来或变得很红，可能是因为皮肤内有多余的组织胺，这表示孩子的疹子可能和过敏有关。如果皮肤对刮擦没有反应，再另外找出原因，比如被虫咬、感染、水痘、麻疹或猩红热。

如果你的孩子起疹子，是因为对某种食物过敏，就给他服用一份镁乳来净化他的消化道。如果他的皮肤对某样东西起反应，比如新布的染料（见93页），就用酒精把起疹子部位的染料擦掉，把布料洗一洗。喝 Chlor-Trimeton 或 Benadryl 糖浆（见 99 页）有助于止痒。如果疹子很严重，或伴随着发烧，就要打电话给你的小儿科医生。

毒藤或毒橡木

起这类疹子时，主要症状是皮肤变红，起水泡，这是接触到植物中所含的油质导致的，会持续 14 天。

治疗方式（同被水母螫到的治疗方式）

1. 患部要保持干爽以免感染。

2. 喝 Chlor-Trimeton 或 Benadryl 糖浆有助于止痒。

3. 在患部擦 Caladryl 或 Calamine 药水（见 98 页）或金缕梅花水（witch hazel）也有助于止痒。

如果孩子以前曾经对毒藤过敏，最近又碰触到，下列步骤可以除掉植物留在皮肤上的油质，降低过敏反应。此步骤必须在皮肤出现红肿之前进行。

1. 马上用漂白水摩擦接触到的皮肤。

2. 立刻用水彻底冲干净。

如果孩子的皮肤已经有过敏反应，接下来可以用稀释的漂白水（一大匙漂白水用 1 升的水稀释），重复上述步骤。皮肤为了摆脱毒藤的油

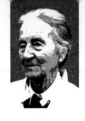

质，会起水泡。就算水泡很大，也不要挤破。等水泡自己破掉、干掉之后，用酒精轻拍，涂上"使立复乳膏"。如果皮肤发炎，也可以涂"使立复乳膏"（1 天 2 次）。

我们家史蒂文对毒藤有强烈的过敏反应，他第一次碰到毒藤时，整个小脸蛋肿得像馒头，几乎认不出来是他。我还记得当时看见他瞪着浴室的镜子，可怜兮兮地问："我还是史蒂文吗？"

但是弟弟戴维对毒藤不会过敏，常会借机占便宜，一直骚扰哥哥，然后赶快跑到毒藤丛那里，这样哥哥就不会追过去修理他。他会在那里喊着："哥哥，你来抓我啊！"

有一天下午，哥哥终于受够了，他走进毒藤丛，抓住弟弟，然后再赶快跑回厨房，拿漂白水冲洗。他终于报仇了！

脚癣

脚癣是一种霉菌感染，特征是脚底和脚趾之间起很痒的疹子，可能会导致皮肤龟裂和脱皮。

治疗方式

1. 用稀释的漂白水（一大匙漂白水用 1 升的水）洗脚。
2. 立刻用水彻底冲干净。
3. 保持脚部干爽，穿棉袜和运动鞋。
4. 1 天 2 次在患部擦耐丝菌素粉末或灭菌灵粉末（见 103 页），直到痊愈。
注：重复每天冲洗 1 次，直到痊愈。

金钱癣

金钱癣不是虫子造成的，而是一种霉菌感染，好发于缺乏均衡饮食的孩童。这种疹子像一个圆形的红印，会痒，会暂时破坏患部的毛发。这种疹子通常会有一两块像十元硬币大小的区域，或是更大，有可能出现在身体各部位。

治疗金钱癣应该用抗霉菌的药物，比如用耐丝菌素粉末或灭菌灵粉末，1 天在患部擦 2 次，直到消失。检查孩子的饮食，看看是否缺乏什么营养，尤其是维生素 B（见第十一章）。

脓疱疮

脓疱疮是发生在皮肤上的一种葡萄球菌感染，通常看起来像烧烫伤，颜色可能会有点绿。皮肤只要有伤口，就有可能感染脓疱疮，比如咬伤、烧烫伤、晒伤、被荨麻刺伤或割伤等。会脱皮。

治疗方式

1. 轻轻地用温水泡掉患部的脓痂。
2. 用肥皂和水彻底洗净患部，肥皂要冲干净。别让患部流血。
3. 轻轻涂上"使立复乳膏"。

上述步骤可能需要重复做一星期，每天 2 次。

晒伤

孩子需要适度晒太阳才能维持健康，从阳光摄取维生素 D 是必要的，但也不要让孩子过度暴晒在阳光下。对于防晒乳的使用，仍有许多质疑，所以最好是用衣服来遮住皮肤。如果孩子在阳光下玩很久，需要戴帽子来避免中暑和晒伤。婴儿在沙坑中玩耍时，穿长罩衫最理想。

治疗方式

1. 可以轻柔地清洗晒伤部位。
2. 用金缕梅花水或酒精来擦拭晒伤部位，保持患部皮肤干爽。
3. 如果皮肤有伤口，可以一天两次涂上"使立复乳膏"，直到痊愈。

脓疮或疖

真正的脓疮，上面会有一个白色（不透明）的水泡。

治疗方式

1. 用酒精清洁。
2. 用消过毒的针头戳破脓疮。
3. 把表皮往旁边拉开，让脓流出来（不要往下压）。
4. 脓流干后，涂上"使立复乳膏"。

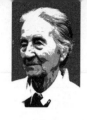

在脓疮上热压或把脓疮泡在温水中，这样会觉得舒服些。热压时，把一条干净柔软的毛巾浸入热水，拧干后，压在患部。如果脓疮四周发热、发红或起红斑，要立刻就医。

皮肤龟裂

每次天气一转凉，我们家孩子的手和脸就会龟裂，男生手背上的皮肤摸起来像砂纸一样。

丹玛医师建议，一天两次，在龟裂的皮肤上，擦上很薄的一层凡士林。教孩子每次洗完手，要把肥皂冲干净，并且仔细把手擦干。不要舔嘴唇。

摩擦起水泡

有很多原因会导致起水泡（见索引中的"水泡"）。常见的起水泡原因是皮肤不断摩擦到坚硬的表面（比如新鞋、网球拍、铲子等）。

治疗方式

1. 尽量不要让皮肤摩擦到坚硬的表面，或是垫个东西防止直接的摩擦。

2. 水泡要保持干爽，别碰到。

3. 水泡自行干掉后，用酒精擦拭，一天两次涂上"使立复乳膏"，直到痊愈。

4. 干掉的水泡尽量保持干爽。

咬伤和螫伤

蜜蜂、黄蜂、火蚁

治疗方式

1. 立刻涂上漂白水，必须在红肿前涂上去。

2. 马上用清水彻底冲干净。

3. 用金缕梅花水或酒精擦拭。

4. 若有必要，每 8 小时服用一份 Chlor-Trimeton 或 Benadryl 糖浆。

5. 在患部擦 Caladryl 或 calamine 药水止痒。

Chlor-Trimeton 糖浆的服用剂量如下：

　0~6个月　　　1/2 茶匙糖浆或 1/4 片压碎的 4 毫克药片

　6个月~成人　　1 茶匙糖浆或 1/2 片压碎的 4 毫克药片

（若有需要，每 8 小时服用 1 次。）

　若有严重的过敏反应，比如呼吸困难，或是全身皮肤起肿块，要立刻带孩子去急诊。

壁虱

治疗方式

1. 拿棉花棒蘸汽油去碰壁虱，要小心别碰到周遭的皮肤。煤油（Kerosene）和雷达杀虫剂（Raid）也有效。

2. 1 分钟后，用镊子把壁虱夹出来，要整只连头夹出来。

3. 用肥皂和清水洗干净。

4. 用红药水（Mercurochrome，见 100 页）或酒精来清洁患部。

蚊虫咬伤

治疗方式

用酒精或红药水擦拭被咬的部位。如果有过敏反应，肿起很大的包，就给孩子喝 Chlor-Trimeton 或 Benadryl 糖浆，服用剂量和蜂蜇时的服用剂量一样。可在患部擦 Caladryl、calamine 药水或是金缕梅花水止痒。

患部若是去抓，可能会感染，变成脓疱疮，开始流脓水，这时可以每天涂上 2 次"使立复乳膏"。

注：任何虫咬伤口若是起水泡，都应该在水泡自行干掉后，重新清干净。用酒精或红药水清洁，再涂上"使立复乳膏"。

猫狗咬的小伤

治疗方式

先用肥皂和清水彻底洗净伤口，再用酒精清洁。伤口不要包住。观察咬伤孩子的动物有没有异常行为，有没有生病，问问看有没有打过预防针。如果动物有病，就要立刻打电话给医生和动物管理单位。如果孩子被

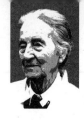

咬，但找不到咬他的动物，立刻询问医生怎么处理。

　　注：被动物抓伤的部位，也要仔细清干净，以免感染。

毒蛇咬伤

治疗方式

给孩子喝两茶匙 Chlor-Trimeton 或 Benadryl 糖浆（等于 1 片 4 毫克药片）。直接冰敷咬伤的地方，然后立刻去医院急诊。

头虱

有头虱会奇痒无比，头发上会黏有白色屑屑，很难弄掉。这些屑屑（虱卵）通常会藏在耳朵附近。按照包装上的指示使用杀虫剂 Kwell（见100 页）来对付虱子。可以用特殊的细齿排梳来梳头发，把虱卵梳掉，这种梳子在大多数西药房买得到。

吞进异物

如果孩子吞进的异物不大，比如弹珠、铜板或别针，可以观察排便10 天，看看有没有排出来。如果没有排出来，或是孩子觉得疼痛，就要请教医生。也许需要照 X 光。

撞到头

把孩子的头部抬高，尽量让孩子保持安静，以降低内出血的情况。我曾经用过棒棒糖来安慰头部撞到的孩子。头部受伤时，常会有呕吐的现象，这不见得是危险的症状。如果孩子不会因为太冰而哭闹的话，可以在撞到的地方冰敷。

留意危险的症状，比如眼神不集中，两边瞳孔放大不一致，平衡感很差等不正常的行为。拿手电筒照孩子的眼睛，观察瞳孔的反应，看看是否两边放大不一致，若有这些症状，要立刻就医急诊。

撞到头部两侧比撞到前额或后脑勺危险，因为头颅的两侧比较薄。额头和后脑勺部位的骨头较厚，能够保护脑部。

结膜炎

结膜炎是泪管阻塞导致的，常因过敏和感冒引发。泪管塞住，眼睛就会有分泌物，如果不治疗，眼睛可能会变红、感染，很多人把这个叫做"红眼症"（pinkeye），其实不一样。

治疗方式

打通泪管：

1. 拿一小块无菌棉花，顶在食指上。

2. 把食指放在孩子的眼睛下面，轻压靠近鼻侧的眼角，往下拉。

3. 每天重复这个动作 4 次。

热压：

1. 拿一条小方巾或一大团棉花，用温水弄湿，挤出水分，放在眼睛上几分钟。

2. 冷却后，再用温水弄湿，重复这个步骤。

3. 每天 4 次用这个方式热敷眼睛。

如果几天之后，眼睛仍不见好转，或是眼球变红，就要看医生。

丹玛医生多年来都是用 Argyrol 杀菌药水（见 102 页）来治疗眼睛发炎，每边眼睛一天各点一滴，点 3 天（绝对不要超过 3 天）。

有些孩子先天泪管闭锁，必须动手术打通。如果做了上述治疗，眼睛仍不断有分泌物，可能就需要动手术。

昏倒

立刻让孩子俯卧，等他醒来。如果没有立刻醒来，就把阿摩尼亚放在鼻子下面几秒，用一块冷的布盖住他的脸。如果还是没醒来，就要立刻送急诊。不论是哪种情况，一定要询问医师孩子昏倒的原因。

生理痛

生理痛是生理期的时候，子宫颈肌肉紧绷造成的。

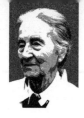

少女只要觉得紧张或紧绷，生理痛就可能加剧。要鼓励她放轻松，这样血液才能顺利流出子宫颈。

治疗方式

1. 避免摄取咖啡因。
2. 喝一杯热开水，服用一片阿司匹林。
3. 俯卧在床上休息，把身体伸展开来。

轻微口腔溃疡

孩子的口腔如果经常有溃疡，要研究一下他的饮食，看看是不是缺少什么营养，才会降低身体的抵抗力。这通常是因为缺乏 B 族维生素。

治疗方式

1 天 1 次，连续擦 3 天，用棉花棒蘸红药水擦拭溃疡。用李施德林（Lesterine，见 100 页）或盐水漱口也许有帮助。若是用盐水，1 升的水不要放超过一茶匙的盐量，含盐量太高可能会刺激口腔和喉咙的组织。

外耳炎

把头放在水面下，可能会导致感染。如果你的孩子游泳后抱怨耳朵痛，就压他耳垂上方、脸颊旁边、耳朵外面那块 V 字形突出部分，如果压下去会痛，可能是外耳炎。若是中耳炎，压的时候不会痛（见 77 页）。外耳炎是一种霉菌感染，需要医生开耳滴剂来治疗，要一直滴用到不痛为止。

游完泳后，立刻在耳道内滴几滴药用酒精，可以帮助耳朵内的水分流出，这样就不容易感染。酒精会降低水的表面张力，让水分容易流出。游完泳后可以用毛巾把耳道擦干。

丹玛医师说：

　　游泳池大概是人类弄得最脏的地方，泳池里有尿液和粪便，非常肮脏……但是小孩子学会游泳也很重要。

　　我们的耳朵很类似猫狗和马的耳朵。你不会看见这些动物游泳的时候把头放在水底下，它们真的很聪明。

　　我在佐治亚州萨凡纳（Savannah）附近的小镇出生长大，但我们是住在农场，所以我小时候没有学游泳。长大后，我常做小孩子溺水的噩梦，梦里的情境都一样——一群孩子被困在沙洲上，眼看着潮水快要淹上来，我却无力帮助他们。

　　61岁时，我下定决心学游泳。有一次我们搭游轮去玩，游轮上有一个游泳池，乘客可以使用。我跟女儿借了泳衣（先生以为我疯了），为了不让别人看见，一大早就去泳池，自己摸索着学游泳。大清早，泳池里有几个孩子，他们想要教我，对我说："你如果不把头放在水底下，就学不会游泳。"我说："我不要把头弄湿。"10天后，我竟然可以从游泳池的一端游到另一端了！我一直没有把头放在水底下，但我学会游泳了，从此不再做那些噩梦。

流鼻血

　　鼻隔膜血管破裂时，就会流鼻血。这个部位很靠近皮肤表面，如果鼻子扭到或撞到，就会破裂。有些孩子比较容易流鼻血。

治疗方式

1. 让孩子站直，不要抬起他的下巴。
2. 压住孩子鼻子下面、靠近上唇的地方。鼻子上面要冰敷。
3. 几分钟后，会形成血块，就会止血，这时可以轻轻擤出血块。如果经常流鼻血，必须请教医生，也许需要灼烧处理。如果还是一直流鼻血，应该验血检查是否可能罹患血癌、风湿热或糖尿病。

蛲虫

　　蛲虫无所不在，孩子可能因为没洗手就吃东西、咬指甲、吸吮手指或是吃鼻涕而接触到蛲虫。感染到蛲虫的症状是晚上睡不好、磨牙、睡着的时候大哭出来。晚上在漆黑的房间，用手电筒照孩子的肛门检查，若是感

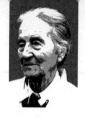

染到蛲虫，通常会看见细细的白色蛲虫。蛲虫大约是眼睫毛的两倍长度，两端尖尖的。

治疗方式

1. 1天吃1片Vermox（见103页），连续吃3天。不分年龄，服用剂量都一样。

2. 用医用酒精擦拭门把和马桶把手杀菌。

孩子只要把手放进嘴巴，就可能会反复感染蛲虫。每次感染都要照这个方式治疗，但是服用Vermox必须间隔至少3个月。

注：很多医师一次只开1片Vermox，一次蛲虫感染只服用1次药片；有些医师则是开2份剂量，间隔1周服用；在药房也能买到治疗蛲虫的成药。不过丹玛医师相信，上述的治疗方式最有效。

针眼（麦粒肿）

针眼是在眼皮边缘形成的小粒脓疮。

治疗方式

每天在患部热压两三次，热压时，把一条干净柔软的毛巾或一大团棉花，浸入热水，拧干或挤干后，压在患部。等脓疮自行排干后，一天两次涂上"使立复乳膏"，直到痊愈。

第四章　消化道问题和灌肠

那天早上天气很好，家中诸事顺利。吃早餐时，年龄较大的几个孩子坐在餐桌上吃饭，宝宝戴维则吃下一大碗食物泥。我刚擦完他的手和脸，他却突然把吃下去的早餐，全吐在婴儿餐椅的桌面上。

我心想，他不可能是生病，一定是噎到了，我再观察一下。好不容易清干净之后，我另外拿了一碗食物泥放在桌面上，开始用汤匙喂他吃。突然间，我听到3岁的女儿以斯帖发出呕吐声，她也吐了，桌上、地上到处都是。

我赶紧去拿一条抹布和几条毛巾，这时电话响了。我抱着大哭的宝宝赶过去接电话，是打错的电话。我一放下电话，宝宝立刻把吃下肚的第二碗食物泥吐在我的肩膀上。1分钟后，以斯帖又吐了，这次是吐在客厅的沙发上。

我冲去拿镁乳，又从橱柜拿出灌肠袋。啊，一大早就鸡飞狗跳！

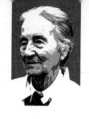

判断消化道问题

孩子腹痛时，应该先检查是不是中毒或盲肠炎（见 39—40 页）。如果只是轻微腹痛，服用 1 份镁乳也许就会没事（见 42 页）。丹玛医师建议服用镁乳（见 101 页）来对付几种胃肠道症状。镁乳的轻泻作用，有助于消化道的复原。

孩子的饮食若是按照丹玛医师的建议，应该不会有便秘的问题，但是万一便秘，也建议服用镁乳。当宝宝的大便稍微异常（软硬度不寻常，气味强烈），或是轻微拉肚子，可以给他服用镁乳，然后观察有没有其他症状。若发烧，可能需要服用抗生素（见 64 页）。如果呕吐，而且持续拉肚子，可能需要灌肠。

灌肠的目的

呕吐和拉肚子是紧急讯号，表示身体想要排除病菌或食物中的毒素。光靠吃药来止住症状，并不是治疗肠胃问题的明智办法。这些外来物需要被赶出去，身体才能迅速复原。

大多数的情况，用灌肠来治疗消化道异常特别有效，可以止住上吐下泻，避免脱水，而且能有效防范瑞氏综合征。人体上吐下泻之后，血液如果太浓稠以致凝块（血管内凝血），就可能导致瑞氏综合征。灌肠可以预防血液变浓稠。如果孩子持续拉肚子或呕吐，身体无法留住水分，灌肠可以预防脱水，因为水分会经由大肠被吸收。丹玛医师建议的灌肠配方，其化学成分可以让胃舒服一点，并且恢复电解质的平衡。灌肠也有助于退烧，因为可以给人体补充很重要的水分。

丹玛医师说：

我当年在贫民区工作时，常看见瑞氏综合征的病例。孩子被带来看诊时，严重脱水，样子就像木乃伊。我还记得在艾格斯顿医院（Egleston Hospital）实习时，遇到一个特别的病例。当时哈比医师对我说："丹玛医师，没有必要去抢救那个孩子，太晚了。"我把 50 毫升的 50% 葡萄糖溶液，注射到宝宝的手臂上。结果几分钟后，宝宝就有力气玩耍，不再脱水。遇到瑞氏综合征的病人时，医生要先给他打点滴来稀释他的血液，别让血液凝块。如果血液凝块，病人不是死亡，就是大脑受损（见 84 页）。

标准灌肠

做法

1. 买一套灌肠袋组（见 99—100 页）。

2. 给孩子喝镁乳，服用剂量见下文。

3. 等 2 个小时。

4. 做标准灌肠程序。

镁乳服用剂量

0~6 个月　　1/2 茶匙

6 个月~6 岁　1 茶匙

6 岁~成人　　2 茶匙

如果孩子在 10 分钟内将镁乳吐出来，就再服用 1 次，然后什么东西都不要吃，直到要灌肠的时间。标准灌肠需要使用煮沸、放凉到体温的水，加上小苏打粉搅拌均匀。

灌肠液的调配

0~1 岁　　1/4 茶匙小苏打粉和 240 毫升的水

1~6 岁　　1 茶匙小苏打粉和 500 毫升的水

6 岁~成人　2 茶匙小苏打粉和 1 升的水

步骤

1. 把装好灌肠液的灌肠袋挂起来。

2. 先让少量的水从管嘴流出，排出空气，然后迅速夹住管子，以免流失太多灌肠液。

3. 在尺寸合适的管嘴上涂凡士林做为润滑剂。

4. 坐下来，在腿上铺一条浴巾，然后让宝宝趴在你的腿上。小心地将管嘴插入肛门，大约插入三四厘米，尾端朝着宝宝肚脐的方向。可以一

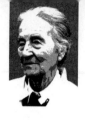

面插入一面稍微转一下，这有助于管子通过括约肌。

5. 把宝宝的屁股夹紧，释出灌肠液，让溶液慢慢流出。

6. 最好不要在10分钟内排出溶液。把宝宝的屁股夹紧，以免提早排出来。

7. 10分钟后，我通常会给宝宝包两块尿布（先包纸尿裤，再包布尿布和尿布兜），并且把宝宝放上婴儿床，以免因为排泄物太多，到处弄得很脏。

注：帮幼儿灌肠时，我会把灌肠袋挂在浴帘杆上，然后把淋浴间旁边的马桶盖盖上，坐在上面帮孩子灌肠。较大的孩子能够自己灌肠，可以直接站在淋浴间，把灌肠袋挂在固定莲蓬头的地方。提醒孩子，管嘴尾端要朝着肚脐的方向，然后释出灌肠液，等候全部的溶液注入体内。提醒孩子，若是可以，先憋10分钟再上厕所。有恶心症状的孩子也许头会很晕，要小心，我通常会站在浴室门外，等他们做完。

越早灌肠，效果越好，越能够把消化道中的问题食物或病菌清干净，因为时间较短，还来不及被吸收太多。在孩子第一次呕吐之后，就立刻给他喝一份镁乳，如果2个小时后仍然不舒服，需要灌肠，再帮他灌肠。

偶尔会有很硬的大便挡住液体，灌肠的动作要轻柔，不要强迫硬灌，有时候将管嘴轻轻从肛门拔出插进几次，会让溶液的流出顺畅一点。

上吐下泻太严重时，灌肠液可能大多被身体吸收，而没有排出来。水分被吸收可以预防脱水。孩子灌肠后，会在12个小时内以水便的形式排出灌肠液。如果12个小时之后，仍然一直拉水便。应该是拉肚子，而不是灌肠的关系。

灌肠之后，应该吃清淡一点（见63页）。

保留灌肠/茶灌肠

如果孩子做了"标准灌肠"，却仍继续呕吐，无法留住水分，可能就得做"保留灌肠"来预防脱水，并且恢复电解质的平衡。

灌肠液的调配

1. 把一人份的茶包（纯红茶）放在300毫升的热水中，用小火滚3

分钟。在水中搅拌一下茶包，然后取出茶包。

2. 混合下列材料：

· 240 毫升的茶水

· 720 毫升的开水

· 1/2 茶匙小苏打粉

· 1/2 茶匙盐

· 2 大匙玉米糖浆

步骤

跟标准灌肠的步骤相同（请参考 59 页），唯一不同的是少量多次。把上述混合溶液加热到体温的温度，一次用量 240 毫升，每 2 个小时灌肠 1 次，一共做 4 次。比如：

· 10：00 a.m.　　做 240 毫升灌肠

· 12：00 a.m.　　做 240 毫升灌肠

· 2：00 p.m.　　做 240 毫升灌肠

· 4：00 p.m.　　做 240 毫升灌肠

不分年龄，分量都一样，连婴儿也一样。灌肠之后，让灌肠液在体内停留 10 分钟再排掉最好。

毋庸置疑，灌肠让我们家少跑了几十趟急诊室。我们家有几个孩子，肠胃似乎特别敏感，只要一开始呕吐，吃什么都一定拉或吐，这种情况有时很危险，也很吓人，尤其是发生在婴儿身上。遇到严重呕吐的情况，我会给孩子做"保留灌肠"，效果奇佳，通常做到第二次灌肠时，呕吐就停止了。

丹玛医师说：

有些医生如果听到我建议父母给孩子灌肠，大概会吓掉假牙，可是灌肠确实很有用！

有个医生曾告诉我："灌肠是古时候做的事。"才不是呢，我的病人使用灌肠，效果都很好。我那些做过灌肠的小病人，没有一个罹患瑞氏综合征。

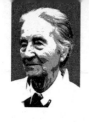

再谈预防脱水

孩子若是一直严重上吐下泻，体内留不住水分，就有脱水的可能，这种情况可能会危及性命。脱水的症状是眼窝凹陷、心动过速、不排尿或尿量极少、身体虚弱。

如果孩子口渴，即使喝了会吐出来，还是要给他喝水，身体多少会吸收一些水分进去，开水一定要喝温的。消化道出问题的孩子，除了灌肠，还可以喝"倍得力电解质维持液"（Pedialyte），来恢复电解质的平衡，这对各种年龄层的人都有帮助。

你若担心宝宝有脱水的现象，可以给他灌肠，并且多给他喝电解质维持液和温开水。喂奶次数不要超过建议的喂奶时间表，如果增加喂奶次数，可能会更刺激胃部，达到反效果。

学到教训

我们有个女儿在18个月大时，发生下面这种情况。她当时活力十足，但排便状况不正常，几乎快一个礼拜了，每天都会拉一两次肚子。她的大便稠度不正常，也有强烈的异味。她没有发烧，也没有呕吐，所以我只给她喝镁乳，并且密切注意她的行为。

这时，宝宝的食欲突然大减，但仍然没有其他症状。我们猜，也许是天气闷热的关系。

连续两天，她都吃得很少，我开始有点担心。第二天晚上，我又给她喝一些镁乳，然后送她上床。我打算隔天早上给她灌肠，如果食欲还是没有恢复，我要打电话给丹玛医师。那天晚上她睡得不安稳，很虚弱。我怪自己过度担心，她一定只是累了，没什么好大惊小怪的，我处理这种事的经验不是很丰富吗？

隔天早上5点，我一醒来就去看她，结果吓一跳，发现她虚弱到几乎坐不起来。我立刻打电话给丹玛医师，她问了我一些问题，我检查宝宝的脉搏。丹玛医师的结论是，宝宝有轻微的肠胃炎，她严重脱水。

我立刻给宝宝做"保留灌肠"，并且让她多喝电解质维持液和温开水，来恢复体内电解质的平衡，并且补充水分。她很快就有了力气，不久之后食欲就恢复了。

我回顾这件事，觉得百思不解，她怎么会脱水呢？我一直很留意宝宝喝水的状况，留意水分有没有留在体内，尤其是严重上吐下泻的时候。但这次宝宝没有吐，也没有拉肚子，我因此就疏忽了。

我们一直把注意力放在她食欲不振，以至于没有注意到她喝水喝得不够。18 个月大的宝宝，身体所需的水分大多来自食物泥，如果宝宝食欲不振，可能很快就会脱水。这件事的教训是：要留意宝宝的水分摄取，留意水分有没有留在体内，尤其是宝宝不舒服的时候。

复原后的饮食

消化道问题好了之后，要特别小心，别让孩子吃一些太刺激肠胃的食物。温热的饮食，会比冷的饮食，对胃的作用来得温和。如果孩子之前吐得厉害，可能要多花一点时间调整回正常的饮食。刚开始先让孩子喝下列这些流质食物：

- 温水或温茶
- 西洋梨汁
- 鸡高汤或牛高汤（做法见 64 页）
- 稀米糊

孩子渐渐恢复正常后，以下这些是比较温和的食物：

- 香蕉
- 苹果泥
- 瘦牛肉
- 鸡肉
- 米饭
- 不涂奶油的烤土司
- 不加奶油的烤马铃薯

薄荷糖有镇定作用，但适合较大的孩子吃，否则会噎到。

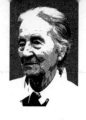

不要吃乳制品和油腻的食物。

两餐之间间隔 5 个半小时。

鸡高汤

鸡高汤很适合肠胃不舒服的人喝，对肠胃很温和，鸡骨头上的胶质也富含蛋白质。

1. 把整只鸡放进一个大锅内，水盖过鸡身，加点盐。小火炖煮至少 1~1.5 小时。

2. 把高汤倒出来，放凉。

3. 放冰箱冷藏，直到鸡油在表面凝固。

4. 把凝固的鸡油滤出，稍微加热后喝。

抗生素和肠胃问题

如果孩子的肠胃问题伴随着发烧，等呕吐停止后，可能需要服用抗生素（见第七章）。

如果一直拉肚子，但没有发烧也没有吐，可以先试试灌肠。灌肠之后的饮食一定要轻淡。如果尝试灌肠和轻淡的饮食之后，仍继续拉肚子，下一步是判断孩子的肠道是不是对某样食物起反应。你要问："他最近有没有吃什么不寻常或是没吃过的东西？"也许他是对某种食物过敏。

如果你不能找出是什么食物导致拉肚子，也许可以服用抗生素看看。即使没有发烧，孩子也有可能是肠道感染。红霉素（Erythromycin，见 90 页）是治疗肠道感染很有效的抗生素。如果吃了抗生素，还是一直拉肚子，就需要到医院检查。

注：若想了解如何预防传染性肠道感染，请阅读 86—87 页的"如何阻止病菌散播"。

第五章　发　烧

以斯帖的体温升到 40.8 摄氏度，我不敢相信地瞪着体温计看。万一体温继续上升怎么办？万一她不会好怎么办？看着幼小的女儿无精打采地躺在沙发上，我心中开始恐慌。在深色卷发的衬托下，她的脸色苍白得可怕。平日活泼的笑容消失了，总是闪亮的眼睛变得黯淡呆滞。我多么希望以斯帖可以再度活蹦乱跳！焦虑地等待 5 天后，高烧终于退了，正如丹玛医师的预测，她出了风疹。

发烧有时很可怕，但高烧其实也是个祝福，这是身体的警报系统，警告我们身体生病了。几乎没有一个孩子没发过烧，每个母亲都需要知道怎么判断发烧和对付发烧。

判断发烧

当孩子莫名其妙地哭闹，身体摸起来温温的，就要帮他量一下体温。

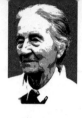

如果你是用电子体温计，先看一下盒装上的使用说明。如果是用玻璃的水银温度计，请按照以下步骤量体温：

步骤

量肛温（婴幼儿）

1. 把水银甩到最下面。
2. 让宝宝趴在你腿上，轻轻地把温度计插入肛门约2.5厘米。
3. 把屁股稍微夹紧，让温度计固定不动，等一两分钟再判读。

量腋温（幼童）

1. 把水银甩到最下面。
2. 把温度计下端的球部，放在孩子的腋下，尽量夹紧。
3. 手臂放下来，等两三分钟。

量口温

（适合年龄较大的孩童，他们不会去咬温度计或是把温度计弄破）

1. 把水银甩到最下面。
2. 把温度计下端的球部，放在孩子的舌下，叫孩子把温度计留在舌下一两分钟，嘴巴闭着。

温度计读数若比下列温度高出半（摄氏）度，就表示发烧：腋温36.1摄氏度，口温37摄氏度，肛温37.5摄氏度。

发烧是感染引起的。科学家并不确定发烧有什么作用，但他们观察到不同病菌所引起的发烧有不同的特性。比如链球菌感染引起的发烧，通常早上体温较低，到中午时，体温甚至接近正常。接下来体温会开始上升，下午6点最高，到凌晨2点会下降。

伴随流行性感冒或风疹来的发烧，通常一整天的体温都差不多。而脓疮引起的发烧，通常会在脓疮破掉时退烧。

治疗方式

如果孩子的体温不正常，先检查是不是脑膜炎（见39页），脑膜炎永远是紧急的状况。如果发烧的原因不明显，须每隔一段时间检查孩子的症状。如果出现脑膜炎的症状，必须立刻就医。如果排除脑膜炎的可能，就观察是否有下列症状：

· 普通感冒 （见 73 页）

· 下颚下方、脖子上的淋巴结肿大 （见 79 页）

· 喉咙比牙龈的颜色还红 （见 79 页）

· 耳朵抽痛 （见 77—79 页）

· 腹痛 （见 42 页）

· 拉肚子 （见第四章）

· 呕吐 （见第四章）

如果肠胃明显出状况，可能需要灌肠 （见第四章）。如果症状轻微、不明确，或者上呼吸道也有问题，建议做下列这些事：

1. 泡个热水澡。先让莲蓬头喷一下热水，让浴室的温度升高，充满热蒸气。泡完澡后，擦干身体，带孩子去另外一个房间穿上睡衣，这样衣服才能保持干燥。

2. 服用阿司匹林 （剂量请见下文）。

3. 让孩子多穿一些衣服。等他开始出汗后 （通常可以从脖子后面摸到），再一件件脱掉。换下湿掉的衣服。

4. 继续观察孩子的体温是否升高，有没有别的症状。

阿司匹林服用剂量

★ （81 毫克的低剂量可嚼片，俗称"婴儿阿司匹林"）

1~3 个月：

把 1 粒婴儿阿司匹林压成粉状，加 5 茶匙水混合均匀；喂 1 茶匙。

3~5 个月：

把 1 粒婴儿阿司匹林压成粉状，加 4 茶匙水混合均匀；喂 1 茶匙。

5~7 个月：

把 1 粒婴儿阿司匹林压成粉状，加 3 茶匙水混合均匀；喂 1 茶匙。

7~12 个月：

把 1 粒婴儿阿司匹林压成粉状，加 2 茶匙水混合均匀；喂 1 茶匙。

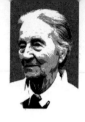

12 个月：

喂 1 整粒婴儿阿司匹林；如果不会吞药片，就把药压成粉状，加水或蜂蜜混合吃下。

2 岁~未满 3 岁：

1 粒半婴儿阿司匹林药片。

3 岁~未满 4 岁：

2 粒婴儿阿司匹林药片。

4 岁~未满 6 岁：

3 粒婴儿阿司匹林药片。

6 岁~未满 9 岁：

4 粒婴儿阿司匹林药片。

9 岁~未满 11 岁：

4~5 粒婴儿阿司匹林药片。

11 岁~未满 12 岁：

4~6 粒婴儿阿司匹林药片。

12 岁到成人：

5~8 粒婴儿阿司匹林药片。

成人：

服用成人阿司匹林，按照瓶上标示的使用剂量。

注：若有需要，阿司匹林应该每 4 个小时服用一次。这是安全的药物，已经使用了一百多年，十分有效。丹玛医师不相信阿司匹林会导致瑞氏综合征（进一步的讨论请见 58—59 页，84 页）。

4 粒婴儿阿司匹林的剂量，等于 1 粒成人阿司匹林的剂量（325 毫克）。

孩子发高烧时会畏寒，很多婴幼儿发高烧时，会想坐在母亲的怀里取暖。不建议在孩子的额头上冷敷，也不建议给孩子泡冷水澡。泡冷水澡可能会导致痉挛。

丹玛医师说：

　　将来有一天，我要见见"他们"，还会从他们那里学到很多呢。

前几天有个母亲打电话来，说她的宝宝发烧。我说："给宝宝吃1小粒阿司匹林。"

那个母亲说："他们说不可以给宝宝吃阿司匹林。"

我说："那你干吗来烦我？如果'他们'知道该怎么做，你就照'他们'的话去做，何必来烦丹玛医师，浪费她的时间呢？"

发烧和灌肠

发烧可能会妨碍消化，因而导致上吐下泻。灌肠对止吐止泻很有用，透过补充对身体很重要的水分，有助于降低体温。如果孩子服用阿司匹林后把药吐出来，有时可以加到灌肠液里面。

判断疾病的严重性

每个孩子对感染的反应都不一样，有些孩子发烧时，体温会比别的孩子高。有些孩子也许轻微发烧但病情严重；有些孩子虽然发高烧，病情却很轻。有些孩子只是稍微不适，却一直喊着不舒服；有些孩子即使病情严重，却不吭一声。我们的女儿利拉，可以在发烧到40.5摄氏度时，仍然有条有理，但儿子史蒂文，只发烧到38.3摄氏度，就会语无伦次。

你需要通过评估孩子普遍的行为如何，来判断症状的严重性。除了检查体温，还要观察他的食欲、活动力和协调力，比较他和平常的行为有什么不同。

你的直觉通常是准确的。如果你觉得担心，不确定问题出在哪里，就要询问医生。只要发高烧或发烧很多天，就表示可能需要服用抗生素（见第七章，抗生素）。

丹玛医师说：

很多孩子罹患"校车症候群"。早上醒来时，觉得自己病情很重。等学校校车一开走，病就立刻好了！

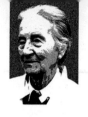

复原

　　如果孩子早上起来体温下降，我们很容易以为病好了，但是葡萄球菌感染和链球菌感染所引起的发烧，常会在早上退烧，可是病并没有真正痊愈。不要因为孩子看起来似乎好了，就送他上学或带他去教会。太早出入公共场所可能会让病拖得更久，也会传染给其他的孩子。孩子的白血球数量也许还很低，这会让他更容易感染其他疾病。他应该至少有两个晚上不发烧，才能恢复正常的作息。

第六章　传染性疾病

　　史蒂文很夸张地宣布说："我生病了，需要去看丹玛医师。"他带着塑料医生玩具，吃力地走进客厅。我当时正在收拾午饭后的碗盘，从眼角余光看见他丢了一个枕头在沙发上，爬上沙发，还盖上一条毯子，一直拉到下巴那里。

　　他有模有样的，先用手摸一下自己的额头，再把玩具温度计放进嘴巴。20分钟后，厨房收拾干净了，我拿了一篮衣服去客厅叠衣服。他仍躺在沙发上，玩具温度计从他的嘴里突出一截。

　　我问他："你还在玩看诊游戏啊？"

　　他说："我的喉咙发炎。"他的牙齿咬着玩具温度计，含糊地回答。

　　我温柔地说："好可怜哦。"然后走到沙发那里，亲一下他的额头，却发现热热的，我又摸摸他的脖子。

　　我惊讶地说："史蒂文，你的喉咙真的发炎了。"他棕色的眼睛一副不解的神情。

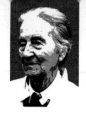

他说："我跟你说我病了啊。"

我们家的孩子算是很健康，但冬天的时候，仍免不了会伤风感冒、喉咙痛等。普通的疾病如果没有适当处理，有可能变得严重。在丹玛医师的帮助下，我学会判断疾病和相应处理。

丹玛医师说：

今天年轻的小儿科医师，都要等到病人的病情严重，才去治疗他们。这不是我的做法。我认为，如果医生看出哪里不对劲，就应该在病情变严重之前，把问题解决。

本章有多处建议服用阿司匹林来退烧和止痛。丹玛医师不相信阿司匹林会导致瑞氏综合征（进一步的讨论请见58—59页，84页）。关于建议药物见第九章。

一般疾病的判断

仔细观察孩子的行为和明显的身体状况，看看有没有出现一些明确的症状，可以看出是什么问题。

- 发烧
- 喉咙的颜色比牙龈的颜色红
- 脖子上的腺体肿大
- 鼻塞
- 流鼻水
- 咳嗽
- 耳朵抽痛
- 腹痛
- 大便不正常，气味异常强烈
- 拉肚子
- 呕吐
- 起疹子

- 食欲不振
- 头痛
- 狂哭
- 排尿有灼热感
- 精神不振，身体虚弱
- 脾气异常暴躁

一般而言，从症状可以看出是什么疾病，但偶尔会同时有一种以上的疾病，比如有流行性感冒，又出水痘；比如耳朵发炎，又发生食物中毒。两种疾病必须同时治疗。丹玛医师喜欢使用广效性的抗生素，这类抗生素能同时有效治疗不同的疾病。此外，她对抗生素的服用时间有严格的要求，需要仔细遵循（见第七章）。

症状也许会不明确，如果不是紧急状况（见第二章），可能得等几个小时，等更明确的症状出现。

丹玛医师说：

多年前，我刚开始行医的时候，当时的医生如果不知道问题所在，就会说病人是胆汁分泌过多。后来不再有这种说法，现在的医生都会说是病毒引起的，不管什么问题，都是病毒引起的。

普通感冒

孩子得了普通感冒时，需要小心预防二度感染，别让孩子的鼻子、耳朵或喉咙受到感染。要保暖，要让他多喝水，吃健康的食物，多休息。服用阿司匹林（见97—98页）会让他舒服一点，可以消炎。如果鼻塞严重，可以帮他通一下鼻子，呼吸会比较顺畅。

通鼻步骤：

1. 把一块无菌棉花绕在棉花棒上，扭转一下，让棉花挂在棉花棒尾端，垂下约二三厘米。

2. 把尾端的棉花蘸上 Argyrol 杀菌药水（见 102 页）或生理食盐水

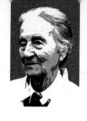

（每 950 毫升的水加 1 茶匙盐），挤掉多余的水分。

3. 把棉花扭成长条，放进孩子的鼻孔（只有棉花进去），再拉出来。另外一边鼻孔也这样做。1 天做 1 次，不要超过 3 天。

坐在充满热蒸气的浴室内，也有助于通鼻子。把浴室门关上，打开莲蓬头冲热水，让室内充满热蒸气。跟孩子一起待在浴室里，直到孩子的呼吸比较顺畅为止。带孩子去另外一个房间擦干身体，穿上衣服，这样衣服才能保持干燥。

不要使用喷雾器，喷雾器或增湿器会增加室内的湿度，助长霉菌孳生，霉菌是常见的过敏原。若有必要，可以使用除湿机。

注：我们也会用 Chlor-Trimeton 或 Benadryl 糖浆（见 99 页）来减轻感冒时的鼻塞症状，这可以和阿司匹林搭配使用。

丹玛医师说：

我告诉你那些吹凉风的喷雾器是怎么来的。很久以前的母亲，注意到宝宝患哮吼症（croup）时，如果她们抱着宝宝坐在门外的摇椅上摇来摇去，对宝宝的病情会有帮助。其实不是凉风让宝宝的呼吸更顺畅，而是干净的空气。当时大家都在室内抽烟。

有一次，医院通知我，说有个患哮吼症的孩童病得很重。我到医院时，发现他们把病童放在一个帐篷里，让他吸喷雾器喷出来冰冷的水汽。

我对护士说："把宝宝带出帐篷。给我一张摇椅和一条毯子，让他的妈妈用毯子把他裹紧，坐在摇椅上摇一摇。"短短几分钟内，孩子的状况就好多了。吹凉风的喷雾器绝对用不得，一个头脑正常的人绝不会去气候寒冷潮湿的地方养病。

千万别用吸鼻器去吸鼻涕。如果孩子流清鼻涕，可能是过敏（见第八章）；如果孩子流浓鼻涕，那是鼻窦感染。感冒时若发烧，可能是二度感染。如果早上发烧，就给他泡个热水澡，服用阿司匹林，然后观察孩子的状况。到了下午，万一状况恶化，应该去看医生，服用抗生素。

如果发高烧或发烧持续不退，要让医生知道。

咳嗽

千万别吃止咳药。如果去压抑咳嗽反射动作，肺部可能会积满液体，演变成肺炎。咳嗽、打喷嚏和流鼻水，是身体清除毒素的自然方式。化痰药和通鼻塞药也不该使用。

咳嗽通常在晚上比较严重，或是早上刚醒来的时候，大多是因为鼻涕倒流。

如果轻微但持续的咳嗽让孩子无法入睡，可以给他吃点甜的东西，吃一点糖、玉米糖浆或薄荷糖可能有帮助（孩子的年龄要够大，才能给他吃薄荷糖，太小的孩子可能会噎到）。糖会刺激口水的分泌，稀释可能导致咳嗽的痰。

对于因鼻涕倒流而导致的轻微咳嗽，阿司匹林也十分有效，有助于止住鼻涕，减少鼻道的肿胀。Chlor-Trimeton 或 Benadryl 糖浆也可以用来治疗这类咳嗽。

如果孩子咳得很剧烈，很深，应该带去看医生（见百日咳，85页，见肺炎，76页）。

丹玛医师说：

　　就算孩子晚上咳嗽会吵到你，也绝对不要给他喝咳嗽糖浆，千万不行！如果父母真的觉得被吵到睡不着，也许应该考虑自己吃安眠药！

呼吸喘鸣声

吸气时发出喘鸣声，可能是哮吼。带孩子到充满热蒸气的浴室，给他泡个热水澡，服用阿司匹林。若有发烧，可能需要服用抗生素（见抗生素，第七章）。

呼气时发出喘鸣声，可能是有哮喘（气喘），这是过敏原造成的，一定要找出元凶（见过敏，第八章）。给孩子服用阿司匹林，喝温热开水。若有发烧，要服用抗生素。千万别使用喷雾器。

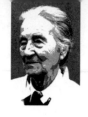

流行性感冒

流行性感冒的症状是头痛、发烧、畏寒。发烧有可能妨碍到食物的消化，所以孩子也可能会肠胃不舒服。务必要让孩子保暖，补充水分。鼓励孩子多休息，让他留在家里，别接触到别的病菌。阿司匹林可以对付发烧，灌肠可以对付上吐下泻。流行性感冒的周期如下：

第一天：孩子很不舒服，发烧、畏寒、头痛，肠胃也可能不舒服。

第二天：觉得好一点。

第三天：觉得好多了，这时通常就会恢复正常的作息。很不幸的是，在第三天时，白血球的数量会大减，这时对二度感染几乎没有任何抵抗力。在抗生素药物尚未发明之前，因流行性感冒引发二度感染而死亡的情况，不算少见。感冒症状消失后，应该再休息一周，让身体重新建立抵抗力。

为了预防二度感染，通常需要服用抗生素，建议服用氨苄西林（又称氨苄青霉素，Ampicillin，见90页）。

对抗流行性感冒没有真正有效的疫苗，因为感冒可以反复感染。只有针对像百日咳那样的疾病，疫苗才会终生有效。

丹玛医师特别叮嘱要小心二度感染，我是吃足苦头才学到这个教训。有一年夏天，儿子约瑟夫得了流行性感冒，当时他正跟几个哥哥到处帮人割草坪赚零用钱。他觉得很不舒服，在床上躺了几天。经过休息之后，他觉得好多了，我就鼓励他回去继续割草坪，我心想，几个哥哥需要他帮忙。

不久之后，他再度发烧，这次演变成深层的咳嗽，照了X光后，确定他得了肺炎。这次虽然服用抗生素，却花了更长的时间才痊愈，咳了好几个礼拜。千万别低估感冒对免疫系统的影响。

肺炎

原则上，孩子会得肺炎是因为服用咳嗽糖浆，或是因为意外吸入东西到肺部，导致肺部感染。如果孩子得流行性感冒后二度感染，也有可能得肺炎。

肺炎的症状是发烧、咳嗽，用听诊器可以听出胸部有罗音（杂音）。但若把耳朵贴在孩子肩胛骨下方的背上，叫他深呼吸，通常也听得见。孩子若是得肺炎，吸气时，通常会听到一种黏黏的声音，很像手指摩擦一绺头发的声音。肺炎是很严重的疾病，你若怀疑孩子得了肺炎，一定要咨询医生。得肺炎时，应该 24 小时全天候服用盘尼西林（Penicillin，见 89 页）至少 7 天。千万别给孩子喝咳嗽糖浆。

丹玛医师说：

　　有人把症状较轻的肺炎叫做"走动型肺炎"（walking pneumonia），我觉得是胡扯。算了，我收回这句话。如果有人得了肺炎，还能走进浴室，你可以说他得了"走动型肺炎"；如果有人走进我的诊间，也可以说他得了"走动型肺炎"。其实这和卧病在床的肺炎是一样的肺炎，应该同样严重看待。我想，也可以有"开车型肺炎"，就看你是使用什么交通工具！

鼻窦感染

当过敏或感冒导致鼻腔壁发炎黏在一起时，病菌在里面堆积，就会导致感染。这时鼻腔会塞住、化脓，有些孩童会发高烧到 41 摄氏度。如果孩子流黄鼻涕，可能就是鼻窦感染。但是鼻窦也有可能严重塞住，让鼻涕流不出来。可以用 Argyrol 杀菌药水或生理食盐水（见 73 页）来减轻肿胀情形。如果孩子发烧，要请医生开抗生素盘尼西林或氨苄西林。

想避免这类的感染，就要判断是什么导致孩子过敏，让孩子跟过敏原保持距离。常见的过敏原有花粉、香烟和地毯中的灰尘。

耳朵感染

如果孩子抱怨耳朵痛，尤其是在游泳以后，就压一下他耳朵外面那块 V 字形突出的部分（在耳垂上方、脸颊旁边）。如果压下去更痛，可能是外耳炎，这是一种霉菌感染，需要医生开处方笺。相反地，如果是中耳炎，压的时候并不会更痛，有时反而会舒服一点。

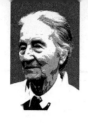

丹玛医师建议使用阿司匹林和爱益丝耳液（Auralgan）（见 102 页）来止痛。使用爱益丝耳液时，让孩子侧卧，然后滴几滴到耳朵里，用手指轻压，让滴剂进入耳朵。滴一次的效用是 4 个小时。这种药无法消炎，只是止痛而已。

只有耳朵痛的时候才用耳滴剂。如果疼痛突然消失或耳朵有血，可能表示鼓膜破裂，通常 3 天内会痊愈，不会导致耳聋。万一鼓膜破裂，不要滴任何东西进耳朵。

如果要给很小的婴儿滴爱益丝耳液，必须特别小心。比较小的耳朵若是鼓膜破裂，会比较难发现。

注：不要把 Auralgan（爱益丝耳液）和 Argyrol 混淆了。Auralgan 可以滴进耳朵，但是若滴进鼻子或眼睛，会非常危险。

如果孩子发烧而且耳朵痛，甚至痛得很厉害，可能需要服用抗生素氨苄西林或盘尼西林。

幼儿可能没办法告诉你他耳朵痛，幼儿耳朵痛时通常会哭，但当他坐在你的腿上，把耳朵压在你的胸膛上时，压力会舒缓耳痛让孩子暂时停止哭泣，当把孩子放回婴儿床时，疼痛再度加剧，他可能会又开始哭起来。

耳管

把耳管插进孩子的耳朵可能会引起感染发炎，对鼓膜造成永久性的伤害。当耳咽管阻塞化脓时，会带给耳朵压力，插耳管没有治疗作用，只是在减轻这种压力而已。

比较明智的做法，是用抗生素治疗化脓的情况，并判断是什么原因导致耳咽管阻塞，常见的原因是感冒、过敏和腺状肿。吃乳制品或是把宝宝放在地毯上，也常会导致鼻塞和耳朵发炎（见过敏，第八章；192—194 页）。

如果孩子够大，懂得按照指示用力"吸"鼻子，有时可以借此打通耳咽管，减轻耳痛。丹玛医师指示，抗生素要每 3 个小时服用 1 次，1 天 24 小时都要服用，这样做可以有效对抗慢性耳朵发炎（见抗生素，第七章）。

丹玛医师说：

如果你是个打鼓的人，有人在你最昂贵的一面鼓上戳破一个洞，你有可能把它修补到跟新的一样吗？我想不可能，你必须另外买一张鼓皮才行。

刺穿鼓膜会留下永久的疤痕。有些病人来看诊时，耳朵一直流脓，流到脖子上。他们不知道自己的耳朵感染，因为脓都从耳管周围流掉了，所以感觉不到脓对鼓膜造成的压力。

整型外科医生努力想要重建破裂的鼓膜。耳管是很赚钱的行业，让小儿科医生和整型外科医生获利，但是天底下没有一个孩子因为耳管而获利。

链球菌性喉炎

随便一个健康的喉咙，只要做细菌培养，都会发现链球菌的踪影。当身体的抵抗力下降、疲倦、饥饿或便秘时，就无法抵抗发炎。喉咙痛都是链球菌在作怪，只有白喉例外。孩子发烧时，最常见的原因是喉咙感染发炎，体温会在下午6点左右升高，凌晨2点左右下降。要判断喉咙是否发炎，可以拿一支手电筒，检查喉咙是否红肿。如果喉咙的颜色比牙龈的颜色深，很可能就是发炎。如果要看得更清楚，必须拿一支汤匙压住舌头，然后叫孩子喊"啊"。

另外一个方法是检查腺体是否肿大。用一只手扶住孩子的后颈和头，叫孩子稍微抬高下巴。另一只手去感觉下颚下方，看看腺体是否肿大。若是肿大，摸起来就像大颗的弹珠。

治疗方式

每天一次，连续3天，用红药水或硫柳汞（Mercurochrome or Merthiolate，见100页）擦在喉咙上杀菌止痛（见83页）。

步骤

1. 把一块无菌棉花绕在棉花棒上，扭转一下，蘸一下红药水，挤掉

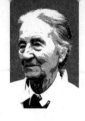

多余液体，直到棉花几乎变干。

2. 用汤匙压住舌头，叫孩子喊"啊"，然后用药水涂一下发炎的地方。你可能需要有人帮忙拿手电筒。

漱口

一天两次用李施德林或盐水溶液漱口会有帮助。盐水溶液做法：一茶匙盐加950毫升的水。含盐量太高会让喉咙起水泡。如果孩子也发烧，可能需要服用抗生素。如果喉咙痛得厉害，而且痛很久，就算没有发烧，可能也需要服用抗生素。盘尼西林治疗喉咙发炎的效果最好。

丹玛医师说：

　　严重的疾病，大多是由三个问题导致的：一、喉咙不好；二、牙齿不好；三、饮食不好。喉咙发炎的问题应该认真看待，如果一直没有解决，有可能影响到其他器官。

扁桃体炎

扁桃体是喉咙后方的一组器官，在婴儿吃奶的期间，是绝对必要的器官。婴儿吸奶的时候，扁桃体和悬雍垂（小舌头）会靠在一起。当婴儿吸满一口奶，扁桃体会后退，腺样体会挡住奶汁，不让奶汁流进鼻子里，然后婴儿把奶吞下去。等到断奶之后，扁桃体通常就会萎缩。

扁桃体内有许多大的腺窝，如果有链球菌或葡萄球菌进入，就会让扁桃体像气球般膨胀起来。在腺窝底部的脓，药效到达不了，等服完一个疗程的药之后，病菌会迁回组织内，让孩子再度生病。这个问题很像化脓的牙齿，药效根本到达不了。

得过猩红热后，扁桃体可能会感染溶血性链球菌（hemolytic strep），导致大量化脓，如果去挤压，可以明显看见那些脓。孩子永远不会真正痊愈，除非割除扁桃体。

孩子若有以下情况，就有必要割除扁桃体：一是用鼻子呼吸有困难，总是用嘴巴呼吸；二是得过猩红热，之后开始常常在下午发烧，表示有风湿热。(割除扁桃体时，通常应该连腺状体一起割除。)

丹玛医师说：

有个病童动了扁桃体割除手术，但医生不小心留下一小部分没割掉，上面有一点白色的脓疮。结果病童的脖子上，出现一个大硬块，而且越来越肿。我们在她的尿液中发现白蛋白，表示肾脏发炎。

我告诉她的医生："如果你把剩下的那一小块扁桃体割掉，孩子就会好。"医生觉得那块扁桃体那么小，不可能作怪。可是孩子的病情越来越严重，医生最后不得已，只好割了那一小块扁桃体。结果孩子的情况开始好转，一个月内就痊愈了。牙齿发炎就像那一小块扁桃体，比针头大不了多少，却能够把身体整垮。

过去会任由唐氏综合征孩子流口水，后来我们才发现应该割除腺样体。腺样体割除后，孩子就能够用鼻子呼吸，不再流口水。

我们家的克里斯蒂娜和利拉，分别在 5 岁和 7 岁的时候，得了猩红热，当时体温飙升到 40.5 摄氏度。我们一天 24 个小时，按时给孩子服用盘尼西林，烧就退了，但是扁桃体仍然肿大，常常喉咙痛。丹玛医师建议割除扁桃体。

医院里的医护人员很好，手术前让我们一直陪着孩子直到她们被麻醉。手术很顺利，复原过程不会太难受，尤其是可以吃很多冰凉的甜点，收到许多探病的礼物，还特别受到关注。我还记得姐妹俩并肩躺在上铺，高兴地舔着冰棒，妹妹苏珊娜偷偷对我说："我好希望也可以割除扁桃体。"

猩红热

猩红热是感染溶血性链球菌导致的，症状通常是喉咙发炎、发高烧、起疹子。你若用手摩擦孩子的身体，那些疹子摸起来很像鸡皮疙瘩。肚子上的皮肤可能会呈现粉红色，但没有明显的疹子出现。舌尖和上颚可能会变红。医生通常会开盘尼西林来治疗猩红热。

患猩红热的孩子，有时并不会发高烧，如果孩子出现上述的其他症

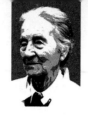

状，要立刻去看医生，猩红热是严重的疾病。

猩红热好了之后，需要定期检查孩子的扁桃体，看看有没有感染的迹象。

风疹

风疹的症状是头痛、发高烧、耳后枕骨隆突的淋巴结肿大，就像出水痘一样。可能会连续发烧5天，第5天会出疹子，大多从耳后开始，然后胸部，最后散布全身，这时烧通常就会退了。疹子可能会停留三四天才消失，可是一旦出现疹子，孩子就不再具有传染力。直到疹子出现之前，不能确定是罹患什么疾病，所以刚开始会服用抗生素。当症状不明确时，最常使用的抗生素是氨苄西林。不要去治疗疹子，出疹子的孩子可以泡澡。

水痘

水痘刚开始会出现红色的疹子，形状圆又扁，接下来会突起，上面有透明水泡，耳后枕骨隆突的淋巴结可能也会肿大。这种水泡奇痒无比，会痒72个小时，通常3天左右会散播全身。第1天水泡是透明的，第2天水泡会变黄，第3天会结痂变咖啡色，一共会持续16天。

接触之后，有16天的潜伏期，水痘出现后才会传染给别人，这时应该将出水痘的孩子和其他孩子隔离。如果你知道孩子有接触到出水痘的人，接触后第15天要将他隔离，不要与人接触，直到确定没有感染为止。没有人知道出水痘时的传染力会持续几天。

出水痘不会发烧，除非水痘太多，妨碍排汗，或是水痘感染发炎。阿司匹林可以对付发烧和止痛。如果孩子发高烧，可能需要服用抗生素。

治疗方式(带状疱疹和天花也可以用同样的治疗方式)
1. 别让孩子太热，热会让皮肤更痒。
2. 孩子如果流很多汗，可以用酒精或金缕梅花水轻拍水痘，以预防感染。

3. 让孩子保持干燥可以抑制细菌的增长，有助于预防二度感染和留下疤痕。在 16 天内，水泡要保持干燥，不要弄湿。绝对不要用任何东西去摩擦皮肤，比如泡燕麦澡或其他类似的做法。

4. 别让孩子抓痒，要把皮肤盖住，把他的指甲剪短。

5. 用 Caladryl 或 calamine 药水（见 98 页）轻拍水痘有助于止痒。若有需要，可以反复擦。

6. 每 8 小时喝 1 次 Chlor-Trimeton 或 Benadryl 糖浆有助于止痒。

7. 如果水痘感染发炎，1 天 2 次用"使立复乳膏"（见 103 页）点在每个伤口上，但别在整片皮肤上涂厚厚一层乳膏。

8. 如果需要擦拭身体上任何部位的水痘，务必使用无菌棉花蘸无菌水来擦拭。如果水痘长在女孩子的阴户上，要擦掉残留的尿液。

9. 如果孩子的喉咙有水痘，可以在喉咙上涂红药水或硫柳汞（步骤请见 100 页）。

10. 设法让孩子分心，别一直注意身上的水痘，比如让他看影片，或做一些手工。

丹玛医师说：

　　前几天我看到一个出水痘的宝宝，因为泡了燕麦澡，结果水痘感染，长了脓疱疮，全身布满跟铜板一样大的水泡。出水痘时，只要保持干燥，就不太会感染。

有一年，我们家有 6 个孩子出水痘，其中 5 个还是同时出水痘。孩子身上奇痒无比，痛苦了 3 天 3 夜。我们全天候 24 小时，按时给他们喝 Chlor-Trimeton 糖浆，不停地擦 Caladryl 药水。宝宝醒着的时候，我或先生都会抱着他，免得他抓痒。

包尿布的地方很难让水痘保持干爽，我给宝宝穿布尿布（包得很松，而且不用塑料裤），一觉得湿就立刻换掉。宝宝大便时，我会用无菌水和无菌棉花，小心清理干净，最后再用干净的棉花擦干。宝宝当时鼻塞，口水很容易流到胸口，我给他围上棉围兜，围兜和上衣一湿就换。饭后我用无菌水和无菌棉花，小心地把他嘴巴四周擦干净，最后一定都用干净的棉

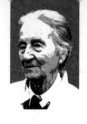

花擦干。

当水痘开始愈合时，我真想不顾丹玛医师的忠告，好好给孩子洗刷干净。我必须努力克制这个强烈的冲动，因为我实在迫不及待想看见孩子恢复干净的模样！

儿子史蒂文不了解妈妈的心情，乐得暂时不用洗澡。最后，我终于很高兴地把他带到浴室，扭开水龙头。

他立刻警觉地说："妈妈，等一等。"然后急着在肚子寻找水痘的踪迹，他说："我最好还不要洗澡，我很确定还有一颗水痘不知道在哪里！"

丹玛医师说：

你知道为什么大家都怕服用阿司匹林来治疗水痘吗？这是因为几年前有一个病例很轰动。当时有个孩子出水痘，后来又上吐下泻（上吐下泻当然不是出水痘的症状，是别的问题造成的）。肠胃的症状持续了4天，孩子的体温飙升到41摄氏度。

送到医院途中，有人给孩子吃了一颗婴儿阿司匹林。孩子抵达医院的时候严重脱水，已经演变成瑞氏综合征。瑞氏综合征显然是长时间上吐下泻导致的，但他们却归咎于阿司匹林。孩子出水痘，而且发烧到41摄氏度，可见有很严重的问题，也许是脑炎或败血症。然而，瑞氏综合征并不是阿司匹林导致的。

尿路感染

如果女孩子抱怨小便时有灼热感，先检查阴道附近是否变红。别让她洗泡泡澡，泡澡时也不要用太多肥皂。她也许只是需要多用清水冲洗干净就好了。

孩子不该喝水以外的饮料，果汁会让尿液变成碱性，刺激敏感的阴道组织，让孩子的尿路容易感染发炎，有时会导致尿床。要注意，阴道附近若是常常很痒，孩子最后可能会养成自慰的习惯。如果采取上述措施之后，状况仍然持续，或是孩子同时有发烧的现象，就应该去看医生验尿。

抗生素药物 Macrodantin（见 102 页）对治疗尿路感染（膀胱炎）有效，服用剂量不分年龄都一样：每天三餐饭后服用一茶匙，连续服用 7 天，要服完全程。

百日咳

百日咳是很严重且具高度传染性的呼吸道疾病，只要及时注射疫苗，就可以预防（见"预防接种"，35—38 页，以及第十三章）。感染百日咳的孩子，每隔 4 个小时，身体会排出有如蛋白的浓痰，而导致剧烈甚至可怕的咳嗽。孩子会咳到呛到，会喘不过气来大口吸气，甚至可能会因为脑部缺氧而抽搐。除非发生二度感染，否则罹患百日咳并不会发烧。

务必要服用红霉素（见 90 页）7 天。若有必要，服药前可以让孩子干呕，先把痰咳出来，这样才不会把药咳出来。可以用湿棉花棒擦拭喉咙，刺激咳嗽。

千万别喝止咳糖浆，这可能会导致肺炎（见咳嗽，75 页）。百日咳痊愈后，孩子可能每次感冒都会剧烈咳嗽，这情况最长可持续一年（见第十三章，204—207 页）。

囊性纤维病

如果你的孩子一直有呼吸系统和消化系统的毛病，最好检查一下是不是有囊性纤维病。囊性纤维病是一种遗传性疾病，体内的黏膜细胞隐藏大量的黏液。许多器官有可能因为这些累积的黏液而受损，主要是呼吸系统和消化系统。

有个简单的测试，可以在 24 小时内判断孩子是否有囊性纤维病。剪一块正方形的底片，插入孩子刚排出的粪便中，紧密地包起来，放置 24 个小时。24 小时后，用水冲干净，仔细看一下底片。如果底片变透明，就表示孩子没有囊性纤维病，因为粪便中仍含有必需的酶来消化蛋

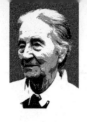

白质。如果底片完全没有改变，就表示孩子缺乏这种酶，可能有囊性纤维病。

对于患有囊性纤维病的孩子，丹玛医师建议按时服用胰酵素药丸（pancreatic granules）和喝木瓜汁，并且要吃低蛋白饮食，禁食乳制品。遇到这种情况要立刻请教医生。

如何阻止病菌散播

我们家偶尔会有一个孩子，把高传染性的病菌带回家，然后在全家人中间传播。对抗这种传染性疾病实在很痛苦，我们很努力避免被传染，也很努力避免散播病菌。

健康的孩子比较不容易被传染，所以要养成良好的健康习惯（见第十一章），教导孩子注意卫生。最明显的卫生守则就是常洗手，咳嗽时遮住嘴巴，不要共享杯子。

要避免着凉，给孩子穿衣服时，要注意气温。冬天时，男生女生都可以加件棉质保暖内衣。

尽量把生病的孩子和健康的孩子隔离开来（这很难做到），当然也不要让他们睡在一起。

厨房的台面和浴室都要消毒，地板要保持干净。我们当初搬进现在这个住家时，把原来的地毯都换成实木地板和亚麻油地毡，从那时起，家人感染呼吸道疾病的情况就大幅减少。实木地板比较容易除掉灰尘、保持干净。家里最脏的衣物（尿布、抹布等），我会用杀菌剂洗涤，然后彻底冲洗干净，以免对洗涤剂或杀菌剂过敏。如果宝宝生病，我们有时也会清洗宝宝的玩具，并且杀菌。

你不可能让孩子活在一个无菌的泡泡里，但你可以在病菌流行的高峰期，避免带小孩子去公共场所。在这种时候，别把孩子留在托婴中心，可以改请一位临时保姆来家里照顾。尽量避免把孩子留在幼儿室。不要带生病的孩子去教会，也要婉转地鼓励朋友别带生病的孩子去教会。

有一年秋天，我们全家去参加一个很棒的聚会。但很不幸的，肠胃炎的病菌也跟着我们一起回家了，在家里不只散播一回，而是好几回。

我当时真是急坏了，丹玛医师教我用酒精擦拭家里所有的把手和门把。我们在每一个马桶箱上放一瓶洗手液（浓度为 62% 的酒精），叫每个人在上完大号之后，先消毒双手再冲洗马桶。我每次清理孩子的呕吐物或是帮孩子换完尿布，都会立刻使用杀菌水。最后，病菌终于不再传来传去了。

第七章　抗生素

"老公，我今天带约翰和苏珊娜去看丹玛医师，两个孩子都喉咙发炎，丹玛医师开了盘尼西林给他们吃。你今天晚上可以帮我吗？如果你负责半夜12点的喂药，我可以负责凌晨3点的喂药。别忘了帮我重设闹钟，你知道丹玛医师说少吃一次药会有什么后果！"

我跟很多妈妈聊过，她们对抗生素的效用很怀疑，讲了很多亲身经验，说孩子吃抗生素吃了几个礼拜，甚至几个月都没效。她们的小儿科医师通常会换好几种不同的抗生素，先开便宜的，然后越开越贵，但孩子的状况仍然没有起色。我听她们讲到维持剂量（maintenance dosage，低剂量长时间服用），插耳管，霉菌感染，等等。

我实在不懂，为什么小儿科医师会偏离抗生素的传统服用方式，也就是丹玛医师遵循的方式。现在的小儿科医师会叫病人每天服用4次抗生素，连续服用10天。我们是照丹玛医师偏好的方式去做，结果我们服用抗生素的时间都很短，也很有效。三十几年来，我们家11个孩子，从未插过耳管，也几乎从未旧病复发，我很少需要再给孩子服用第二轮抗生素。我深深相信，最原始的抗生素服用方式最好。

如何有效使用抗生素

抗生素是靠几种方法来杀死细菌，其中一种是遏制细菌繁殖。想发挥最大的效用，必须一直有抗生素留在血液中，所以必须全天候 24 小时按时服药，只要有一次晚 15 分钟服用，就会大幅降低药效。如果一直按时服药，在 36~48 小时内，就会看见孩子的情况大为改善。如果孩子是得了流行性感冒，可能需要长一点的时间复原。抗生素必须连续服用至少72 个小时，但通常很少需要服药超过 72 个小时。偶尔整个疗程会需要重来一次。

以下是丹玛医师最常使用的抗生素和服用剂量清单：

盘尼西林

盘尼西林是治疗下列疾病最有效的抗生素：喉咙发炎、鼻窦炎、肺炎、膀胱炎、肾脏炎、乳房发炎和猩红热，有时也会用来治疗脓疱疮。

服用剂量★（根据毫克浓度）

0~4 个月：125 毫克（服用 1/2 茶匙）

4 个月~1 岁：125 毫克（服用 1 茶匙）

1 岁~成人：250 毫克（服用 1 茶匙或 1 片药片）

成人：头 8 次的剂量是两颗 250 毫克的药片（每 3 个小时 1 次），接下来 48 个小时，改成每次服用一片 250 毫克的药片。

★每 3 个小时服用 1 次，连续服用 72 个小时（全天候 24 小时按时服药）。

注：若是肺炎，这个剂量要持续服用至少 7 天。如果孩子对盘尼西林过敏，通常可以改服氨苄西林。

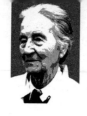

氨苄西林和阿莫西林

氨苄西林是治疗耳炎、流行性感冒和脑膜炎最有效的抗生素，也可以替代盘尼西林。孩童大多比较喜欢氨苄西林的味道，所以会比较容易服用。如果孩子发烧，但其他的症状不明确（不确定是哪一种感染），这时最好使用氨苄西林。氨苄西林的服用剂量和盘尼西林相同。

红霉素

红霉素是治疗消化道问题最有效的抗生素，比如腹泻和沙门氏菌感染，也可以用来治疗百日咳。

服用剂量*（根据毫克浓度）

0~4个月：200毫克（1/8茶匙）或125毫克（1/4茶匙）

4个月~1岁：200毫克（1/4茶匙）或125毫克（1/2茶匙）

1岁~成人：250毫克（1/2茶匙）或125毫克（1茶匙）

★每3个小时服用1次，连续服用72个小时（全天候24小时按时服药）。

注：若是百日咳，这个剂量要持续服用7天。

如果孩子在服药后20分钟内把药吐出来，就再吃一次。如果没有再吐出来，就继续按时间表服用。万一还是吐出来，先停止服药，找出导致呕吐的原因。孩子也许需要灌肠，灌肠对止吐很有效。也许孩子是对药物过敏，无论如何，必须止吐，抗生素才能发挥作用。服用红霉素可能会让孩子胃痛，若是胃痛严重，可以将剂量减半。

对抗生素过敏

若是对药物过敏，服药后会立刻不停地上吐下泻或起疹子。发烧并不是过敏的症状。如果怀疑对药物过敏，应该立刻停止服药，询问医生。

服用抗生素

按照丹玛医师吩咐的方式服用抗生素，会比一般 1 天 4 次的服药方式困难许多。很精确地按时间服药极为关键，所以父母在这个时候一定要很自律——记得设闹钟，半夜起来喂药，面对昏昏欲睡、不想吃药的孩子，态度要坚定。这样做虽然不方便，但这小小的代价，却能带来大大的好处。

我通常会安排在"3"的倍数时间喂药，比如 3 点、6 点、9 点等，以此类推。我发现昏昏欲睡的时候，比较容易记住这个时间表。

喂幼儿吃药的几个诀窍

如果需要服用某种抗生素药物，请药剂师给你味道最好吃的品牌。我喂婴儿吃药时，会用特别设计来喂婴儿吃药的那种滴管，尾端有一个橡皮球，药房大多有卖。用滴管喂药比较不容易洒出来，滴药的速度也可以慢一点。比较大的孩子，我推荐使用喂药匙，形状像管子，尾端像鸭嘴。如果要喂婴儿（0~4 个月）服用红霉素，可能需要买 1/8 茶匙的量匙。

因为液状的抗生素必须冷藏，幼儿可能会觉得吃起来太凉，这时可以先把抗生素放进喂药管，手指按住尾端，以免药流出来，然后让热水流过管子外面。这样药吃起来就不那么凉，会比较好吞一点。

有些孩子不管你怎么哄他，不管药的味道多好吃，就是不肯吃药。要记住，孩子太小，不明白吃药很重要，有些时候父母的态度必须很坚定。

丹玛医师说：

　　我们刚开始使用抗生素时，病人每 3 个小时就要去医院注射抗生素，效果非常惊人。后来我们发现，每 3 个小时口服 1 次抗生素，也一样有效。渐渐地，医生觉得要严格遵守每 3 个小时服药实在太麻烦了，而且父母不喜欢半夜还要起床喂孩子吃药。这样做也会影响到医生的事业，如果病人好得很快，对医生的荷包不利！然而，抗生素必须一直停留在血液里，才能发挥作用。

第八章　过　敏

"丹玛医师……是我们家 12 岁的女儿……她全身起了一粒粒的疹子，只有脸上没有。什么？新衣服？她昨天是穿了一件新衣服。没有，没有下水洗过。你是说，她可能对衣服的染料过敏？她的皮肤确实很敏感。"

辨识过敏

人在受精的那一刻，就决定了一辈子会对哪些东西过敏。过敏不是后天造成的，也不可能长大就会好。过敏无法医治，但过敏原可以避免。

过敏的表现有很多种，有呼吸道问题、花粉热、呕吐、腹泻、偏头痛、湿疹、疹子、流清鼻涕、腹痛和气喘。不同的时候，可能会有不同的症状，同样的过敏原，也许这次是头痛，但下次是出疹子。（发烧是感染的典型征兆，不是过敏。）

治疗

第一步是找出过敏原（可能不止一种），然后别让孩子接触到那些过敏原。利用消去法——排除可能的过敏原，并且密切观察孩子的反应。

常见的过敏原有霉菌、花粉、香烟、灰尘、乳制品、柑橘类水果和巧克力。如果你的孩子对乳制品过敏，要记住，他需要避开的，不只是牛奶而已，乳制品还包括奶酪、酸奶油、酸奶、农家干酪（cottage cheese），甚至乳清。大部分人造奶油其实仍含有一些奶的成分，所以务必要看清楚成分。想找到不使用乳制品的食谱很难，但是做母亲的，应该为孩子的健康坚持下去。至少要两周不要吃某种食物，才能排除那种食物是过敏原。

地毯里面有许多过敏原，所以铺实木地板会比整个房间铺地毯好。如果你的家人有过敏的问题，你也许得考虑换掉地毯，改铺实木或瓷砖地板。即使下面垫了一条毯子，也绝对不要把婴儿放在地毯上，因为这可能会导致鼻塞，引起耳朵感染发炎。不要使用加湿器，因为会产生霉菌。房子要尽量保持干燥、无尘，若有必要，可以使用除湿机。室内要禁烟。

避免使用护肤乳液、爽身粉、乳霜和香水，皮肤上的肥皂和衣服上的洗洁剂都要彻底冲干净。使用纯肥皂，比如象牙肥皂，或是多尝试不同的肥皂，直到找到适合孩子皮肤的肥皂。有敏感皮肤的孩子，穿新衣服之前，衣服必须先下水洗过。

丹玛医师说：

很久以前的母亲，不知道"过敏"这个词，但她们可能会说："孩子每次去鸡舍，都会气喘。"或是说："孩子每次去奶奶家，睡在羽绒床垫上，就会气喘。"观察是判断过敏的重要一环。

鼻塞大多是因为对香烟、花粉和霉菌过敏。一直下雨时，很多孩子会鼻塞。如果父母使用喷雾器，室内的湿度会升高，会滋生更多霉菌。家里唯一可以容许蒸汽存在的地方，是浴室，而且门要关上。

过去，我们会送孩子去沙漠或海边治疗呼吸道问题。海风清新，海边的房子都会开窗，实木地板光洁明亮，少有灰尘和霉菌。对容

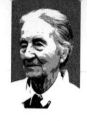

易过敏的人来说，在那种环境下，呼吸会顺畅许多。我们读旧约圣经时，看到以色列人的房子若是长霉菌，就必须烧毁。他们知道霉菌会使人生病。

"妈咪，我觉得棉被里好像有蜘蛛在爬耶。"（儿子约翰这样对我说。）
"你今天有到草地上打滚吗？"
"没有。"
"你今天晚上有洗澡吗？"
"有啊。"
"我去看看你的床单……没看到什么啊……"

乍听之下，儿子好像是想借机拖延上床时间，但这种对话一再出现，而且他老是抱怨内衣很痒，脖子那里很痒，袜子很痒。我们换过肥皂和洗发精，都没用。最后，我换了洗衣液的牌子，"蜘蛛"终于不见了。也许我们永远不会知道，真正的元凶是什么，但至少知道儿子对原本洗衣液里的某种成分过敏。

过敏与婴儿

小心观察吃母乳的婴儿，可以及早抓出过敏原。如果婴儿出现过敏的症状，可以实验一下，母亲先不吃某些食物，然后看看婴儿还有没有过敏反应。

太早给宝宝吃食物泥，并不会导致过敏，但还是不要在 12 周之前给食物泥，因为这么小的婴儿还无法适当地消化食物。到了 12 周大时，婴儿通常会开始流口水，这表示口水中已经含有唾液淀粉酶，可以让肝脏把淀粉转化为糖。食物的消化是从口中开始，必须等开始流口水之后，食物才能在口腔内消化。刚开始给宝宝尝试食物泥时，一次给一种新的食物就好，仔细留意有没有过敏反应。如果孩子对某种食物过敏，不必吃很多，只要吃一点点，就会有过敏反应（见 24 页）。

丹玛医师说：

　　过敏很像偷窃，如果你偷一毛钱，干脆偷一百万算了，一样都
是有罪。有个母亲说："我没给他吃太多，应该不会有害吧。"她只
要给孩子一滴，孩子的身体就会起反应。过敏不是闹着玩的，不能
吃的东西就是不能吃。

抗过敏针剂

　　过敏测试对找出过敏原也许有帮助，但抗过敏针并没有什么效用。如
果孩子接受了一连串的皮肤测试，妈妈可以试着让孩子接触那些会让他皮
肤起过敏反应的东西。孩子可能对其中有些东西出现明显的过敏反应，有
些则没有问题（虽然皮肤测试有反应）。找出过敏原之后，最好的办法是
敬而远之，而不是打抗过敏针。

　　我们借着皮肤测试，发现女儿克里斯蒂娜对猫过敏，家里不喜欢猫的
人很高兴，但是喜欢猫的人，就没那么高兴了，甚至希望不知道有这回
事。我说："对不起，猫咪不能进到屋里。"

丹玛医师说：

　　我先生有严重的过敏，所以住旅馆的时候，我们都会避开一楼
的房间。经验告诉我们，那里的地毯都会长霉，房间所在的楼层越
高，霉菌和灰尘越少。我们也发现他对生苹果过敏，我们每次去拜
访他的姐姐，回家后他就会严重过敏。虽然他可以吃煮过的苹果，
我们后来终于发现，罪魁祸首是他姐姐那道美味沃尔多夫沙拉中的
生苹果。

抗组织胺剂和解充血药

　　Chlor-Trimeton 糖浆（见 99 页）是很好的抗组织胺剂。但是，千万别
服用解充血药。人体会设法排除外来的物质，就像眼睛会流出泪水来排除
沙子或灰尘。解充血药会妨碍这个过程。

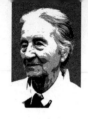

紧急状况

有些过敏反应会危及性命。如果你的孩子被蜂螫之后，呼吸出现问题，或是全身起肿块，要立刻带他去急诊。遇到严重的过敏反应时，要立即询问医师。

第九章　百岁医师常用的药物

"妈咪，我不想把你吵醒，可是我睡不着。我的耳朵好痛，你可以给我吃药，让我舒服一点吗?"

"杰茜卡，你不用担心会吵醒我，你一定很痛吧。我药箱里面有 Au-ralgan 止耳痛药和阿司匹林，如果明天早上没有好转，我再带你去看丹玛医师。"

生病和受伤都无法事先预知，所以每个做母亲的，都需要准备一个上锁的药箱，储备一些基本药物。以下清单是丹玛医师常用的医疗用品和药物，有些药物也列出了服用剂量。至于医疗用品的使用，请参考前面几章。

非处方药

阿司匹林

用在感冒、发烧（见第五章）、头痛、耳痛、生理痛、轻伤带来的疼

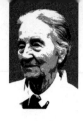

痛或打完疫苗后发烧。它不能治疗感染，但可以止痛和退烧，可以消炎。

服用剂量

(81 毫克的低剂量可嚼片，俗称"婴儿阿司匹林")

1~3 个月：把 1 粒婴儿阿司匹林压成粉状，加 5 茶匙水混合均匀；喂 1 茶匙。★

3~5 个月：把 1 粒婴儿阿司匹林压成粉状，加 4 茶匙水混合均匀；喂 1 茶匙。★

5~7 个月：把 1 粒婴儿阿司匹林压成粉状，加 3 茶匙水混合均匀；喂 1 茶匙。★

7~12 个月：把 1 粒婴儿阿司匹林压成粉状，加 2 茶匙水混合均匀；喂 1 茶匙。★

12 个月~未满 2 岁：喂 1 整粒婴儿阿司匹林；如果不会吞药片，就把药压成粉状，加水或蜂蜜混合吃下。

2 岁~未满 3 岁：1 粒半婴儿阿司匹林药片

3 岁~未满 4 岁：2 粒婴儿阿司匹林药片

4 岁~未满 6 岁：3 粒婴儿阿司匹林药片

6 岁~未满 9 岁：4 粒婴儿阿司匹林药片

9 岁~未满 11 岁：4 到 5 粒婴儿阿司匹林药片

11 岁~未满 12 岁：4 到 6 粒婴儿阿司匹林药片

12 岁~成人：5 到 8 粒婴儿阿司匹林药片

成人：服用成人阿司匹林，按照瓶上标示的使用剂量

★若有需要，阿司匹林应该每 4 个小时服用 1 次。这是安全的药物，已经使用了一百多年，十分有效。丹玛医师不相信阿司匹林会导致瑞氏综合征（进一步的讨论请见 58—59 页，84 页）。

注：4 粒婴儿阿司匹林的剂量，等于 1 粒成人阿司匹林的剂量（325 毫克）。

Caladryl 或 Calamine 药水（calamine 8%，pramoxine HCl 1%）

用在蚊虫咬伤（见 51 页）或是出水痘时的止痒（见 82 页）。有需要时就擦。

Chlor-Trimeton（chlorpheniramine maleate）或 Benadryl 糖浆（diphen-hydramine HCI）

用在蜂螫（见 50 页）、碰到毒藤（见 47 页）、出水痘不舒服（见 82 页）或轻微咳嗽（见 75 页）、鼻塞（见 74 页）、过敏起疹子（见 46 页）时。

Chlor-Trimeton 糖浆不容易买到，我们是通过附近的药房订购 chlorpheniramine maleate 糖浆，叫做 Aller-chlor，由 Rugby 公司制造。你可以请药剂师帮你订购，或是使用 Benadryl 糖浆。如果孩子无法忍受 Benadryl 糖浆的味道，你又买不到 chlorpheniramine maleate 糖浆，可以将 Chlor-Trimeton 药片压碎，加水、玉米糖浆或食物混合均匀。一茶匙的 chlorpheniramine maleate 糖浆，剂量等于半颗 4 毫克的 Chlor-Trimeton 药片。

服用剂量★

0~6 个月　1/2 茶匙糖浆或 1/4 颗压碎的 4 毫克药片

6 个月~成人　1 茶匙糖浆或 1/2 颗压碎的 4 毫克药片

★通常每 8 个小时服用 1 次，按需要服用。

棉签

用在喉咙感染发炎（见 79 页）、鹅口疮（见 18—19 页）和通鼻子时。

15 厘米长的棉花涂棒比一般的短棉签好用很多，但是较难买到。可以询问药剂师或打电话给专售医院用品的药房。

晕海宁（Dramamine/dimenhydrinate）

晕车用（见 42 页）。

灌肠袋

灌肠用（见第四章和说明书）。

买一套灌注式灌肠袋（Douche-enema bag kit；单一下方开口），这种灌肠袋有时可以充作热水瓶使用。我最近在药房看到的灌肠袋，有 Cara 和 Goodhealth 这两个品牌。不是每家药房都有卖，但他们可以为你订购。这两个牌子还不错，但是使用多次之后，管嘴和管子衔接的地方容易漏。

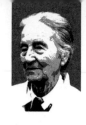

我比较喜欢用喷泉式灌肠袋（fountain-style enema kit，上方有喷泉形状的开口可以注水），我们上 www.enemakit.com 网站买了一套容量 1.5 升的灌肠袋，管嘴牢牢固定在管子上，不会漏，我觉得也比较容易清洗。用过灌肠袋后，要按照包装上的说明清洗和存放。我通常会在使用后用酒精再清洁一遍管子。

如果你不能马上买到灌肠袋，却又急需，可以买一个较大、已调制好溶液（盐类缓泻剂）的弗利特（Fleet）灌肠瓶，连成人尺寸的管嘴都够小，可以给婴儿使用。把溶液流掉，冲洗瓶子，用来代替灌肠袋。因为弗利特瓶子较小，无法容纳丹玛医师指定的灌肠液容量，可能需要分几次才能灌完。等塑料瓶开始塌陷时，可以把管嘴拔出来，把上面旋转开来，给瓶子充气，恢复原状。然后再把上面旋转回去，重新插入管嘴，挤出剩下的溶液。别把空气挤进肛门。

注：对于消化道问题，除非是严重便秘，否则丹玛医师不建议使用弗利特灌肠瓶中已经调制好的盐类缓泻剂。

纱布、创可贴、透气胶带
用来包裹轻伤。

杀虫剂 Kwell（lindane）
用来治疗虱子（见 52 页）。

李施德林杀菌漱口水（Lesterine Anticeptic Mouthwash）
用来减轻喉咙痛（1 天漱 2 次）。

红药水（Mercurochrome，浓度为 2% 的碘伏）或硫柳汞（Merthiolate，1：1000 比例调配的硫柳汞酊）
注：在许多药店，标有"红药水"的瓶子实际上含有无色碘酒。丹玛医师总是使用浓度为 2% 的碘伏，这种红药水可以在网上订购。

在许多药店，标有"硫柳汞"的瓶子实际上含有 0.13% 的苯扎氯铵。丹玛医师用按 1：1000 比例调配的硫柳汞酊，这种硫柳汞可以在网上订购。

这是杀菌剂，用来清洁伤口和涂抹喉咙（见 79 页）。

第九章　百岁医师常用的药物

（想知道可用哪些替代药物，请见 104—105 页，107—108 页）

镁乳（Milk of Magnesia）

用在轻微的腹痛（见 42 页）、轻微的腹泻或便秘（见 58 页）以及净化消化道（见 47 页）。

也可以用来预备消化道接受灌肠（见 59 页）。

服用剂量

0~6 个月　　　1/2 茶匙

6 个月~6 岁　1 茶匙

6 岁~成人　　2 茶匙

倍得力电解质维持液（Pedialyte）

用来恢复电解质的平衡，并且预防脱水。

任何年龄使用都有效（见 62 页）。

药用酒精（Rubbing Alcohol）

用来清洁伤口、消毒门把、把手和马桶座。适合在家里很多人生病时（见 86—87 页）或出外旅行时使用。

特制的喂药匙(见 91 页)

无菌棉花

用来擦拭新生儿包尿布的区域、清洁伤口、通鼻子、打通泪管、给喉咙涂药。

体温计(水银温度计或电子温度计)

用来量体温。

虽然水银温度计比电子温度计准确，但现在已经很难买到。美国现在已经不卖水银温度计，也许可以利用网购向国外的药房订购。水银温度计的使用方法，请参考 66 页。使用后，先用酒精擦拭，再用肥皂和冷水洗净（不能用热水清洗）。

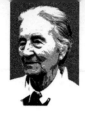

电子温度计的使用与保管方式，请见包装上的说明。

凡士林

用来润滑灌肠管子的管嘴，也可以帮助龟裂的皮肤（见 50 页）。

金缕梅花水（Witch Hazel）

可用来止虫咬的痒（见 51 页）、水痘的痒（见 82 页），也可以用来清洁晒伤部位（见 49 页）。

Argyrol 杀菌药水——银蛋白

用于眼睛感染（见 53 页）和通鼻子（见 73 页）。

订购电话：1 - 657 - 208 - 3655，网址：www. argyrol. com/agpro-tein. phtml

（替代药物请见 104 页，107 页）

处方药

抗生素

（盘尼西林、氨苄西林、红霉素）用来治疗传染性疾病（见第七章）。

Auralgan（Antipyrine, Benzocaine, Anhydrous Glycerin）

止耳痛剂（见 77 页）。

千万别把 Auralgan 和 Argyrol 混淆了。Auralgan 在美国是处方药，但在有些国家不需处方就可以取得，可以上网了解是否需要处方。

（替代药物请见 106—107 页）

Kenalog 药膏（triamcinolone）

用来治疗湿疹（见 46 页）。0. 1% Kenalog 药膏必须请配药局调配。

Macrodantin（nitrofurantoin）

用来治疗尿路感染（见 85 页）。

耐丝菌素粉末（Nystatin topical powder）/灭菌灵粉末（Mycostatin powder），每克十万 USP 单位

用来治疗尿布疹（1 天 3 次，见 22 页）、湿疹并发的霉菌感染（见 46 页）、脚癣（见 48 页）或金钱癣（见 48 页）。耐丝菌素粉末在美国只能通过处方取得，有些国家不需处方就可以取得，而且十分便宜。可以上网了解。

（替代药物请见 105 页）

耐丝菌素悬液（Nystatin oral suspension）或灭菌灵悬液（Mycostatin suspension）

用来治疗鹅口疮（请见 7 页，18 页）。

（替代药物请见 105 页）

使立复乳膏 Silvadene Cream（1% Silver sulfadiazine cream）

用来帮助皮肤上的伤口愈合。可以请医生开处方。

（替代药物请见 105 页，107 页。）

Vermox（mebendazole）

用来治疗蛲虫感染（见 56 页）。

厨房常备物品

小苏打（Baking Soda）——灌肠用

盐——减轻喉咙痛，做茶灌肠溶液，通鼻子

Karo 玉米糖浆(浅色玉米糖浆)——做茶灌肠溶液

漂白水(一般浓度：5.25% 的次氯酸钠，94.75% 的水)——用于蜂蛰、蚁咬、毒藤过敏、脚癣、水母蛰伤、烧烫伤

丹玛医师说：

我从这些药物问市之后，就开始使用，只要有效，我都会持续使用。新的药不断问市，效果也很好。但是，如果我的方法和使用

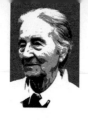
的药物有效，又何必改呢？

注：每次使用漂白水来治疗上述症状后，都必须彻底冲净，以免皮肤起水泡。

替代药物清单

（针对难取得的药物）

我们注意到，丹玛医师建议使用的药物，有些已经很难取得，尤其是杀菌药水 Argyrol、硫柳汞（Merthiolate）和红药水（Mercurochrome），现在美国一般市面上已经不卖这些药物了。为了让读者比较容易取得本书中提到的药物，我们列出替代药物清单，但下列药物不是丹玛医师推荐的。不过，我请教我的朋友伯格朗医生（Dr. Rhett Bergeron），他非常尊敬丹玛医师的理念，他自己在行医时，也采用丹玛医师的许多建议。他是受过传统医学训练的医生，也会使用营养保健药物和天然药物。在我修订本版的时候，伯格朗医师推荐的替代药物，在保健品店或网络上都买得到。

伯格朗医师推荐的替代药物

替代杀菌药水 Argyrol、红药水（Mercurochrome）、硫柳汞（Merthiolate）

Argyrol、红药水和硫柳汞，都是抗菌药物。银胶（Colloidal silver）也有相同的抗菌作用，非常有效，没有毒性。银胶可以用来治疗眼睛感染发炎，可以用来涂喉咙、通鼻子和清洁伤口。

伯格朗医师提到，用银胶来治疗发炎和鼻塞，用法有些不同。因为银胶没有毒性，比起杀菌药水 Argyrol、红药水和硫柳汞，使用次数可以更频繁，使用时间可以更长。

银胶当作眼药水使用时，他建议一天点 1~3 次，最多点 5 天，视病情的严重性而定（Argyrol 的使用比较受限）。

对于喉咙痛，可以用银胶涂抹喉咙或漱喉咙，每天 1~4 次，直到红肿和疼痛消退。用银胶漱喉咙可能更有效，但是不会漱喉咙的幼儿，可以直接涂在喉咙上。

治疗鼻塞，每天可以用银胶 2~3 次，最久可以使用 10 天。使用方式见 73 页，有丹玛医师把药涂进鼻孔的步骤，也可以用喷鼻器把药喷进鼻孔。

推荐的银胶品牌有 Sovereign Silver 和 Argentyn 23。伯格朗医师强调，若使用自制的含银产品，必须非常谨慎，主要是因为银具有毒性。

替代"使立复乳膏"（Silvadene Cream）

"使立复乳膏"也是一种抗菌药膏。丹玛医师遇到皮肤有伤口时，都会开"使立复乳膏"来治疗。伯格朗医师建议先擦银胶，再擦金盏花乳霜（Calendula cream）和薰衣草油的混合霜。每半茶匙的金盏花乳霜，加入大约一滴的薰衣草油混合。混合霜的使用次数，就按照"使立复乳膏"建议的使用次数。

替代耐丝菌素粉末（Nystatin topical powder）/灭菌灵粉末（Mycostatin powder）

灭菌灵粉末是一种抗霉菌药物，需要替代药物时，可把金盏花乳霜和茶树油（tea tree oil）、大蒜油（garlic oil）或奥勒岗油（oregano oil）混合起来使用。这三种油都可以抗霉菌。每半茶匙的金盏花乳霜，可以加一两滴油。有时可以同时用两种不同的油和金盏花乳霜混合。

比如：半茶匙金盏花乳霜，加一两滴茶树油，加一两滴大蒜油。

混合霜的使用次数，就按照灭菌灵粉末（Mycostatin）建议的使用次数。

注：奥勒岗油的效果很好，但是味道很重，所以最好不要口服。

如果需要同时擦使立复乳膏和灭菌灵粉末，比如严重的尿布疹，可以先擦银胶，再擦由金盏花乳霜和抗霉菌油调配的混合霜。

替代耐丝菌素悬液（Nystatin suspension）或灭菌灵悬液（Mycostatin suspension）

耐丝菌素悬液也是一种抗霉菌药物，丹玛医师建议用其治疗鹅口疮。需要替代药物时，可以用银胶加大蒜油。先用棉花棒蘸银胶，涂抹宝宝的

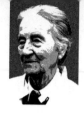

口腔，然后再取一支棉花棒，蘸大蒜油涂抹宝宝的口腔。宝宝每次喝完奶，都用这两种油膏擦拭宝宝的口腔，直到鹅口疮痊愈。

每次有霉菌感染，都应该补充益生菌。

替代 Kenalog 药膏

丹玛医师用 Kenalog 药膏作为治疗湿疹时，短期疗程的用药。Kenalog 是一种类固醇，需要替代 Kenalog 药膏时，可以把薰衣草油、迷迭香油和 Traumeel 软膏混合使用。

配方如下：

一茶匙 Traumeel 软膏

一两滴薰衣草油

一两滴迷迭香油

刚开始这两种油都先用一滴，若有需要，再增加到两滴，就看湿疹的严重性，也要看对药膏的反应。混合霜的使用次数，就按照 Kenalog 药膏的使用次数，如果湿疹出现感染，可以和银胶交替使用（见 46 页）。

伯格朗医生强调，判断湿疹的成因很重要。湿疹通常是对食物过敏的反应，乳制品、玉米、小麦、蛋和糖，都是常见的过敏原。

注：Traumeel 软膏也适合用来治疗瘀伤、扭伤和肌肉酸痛。

替代 Auralgan

丹玛医师建议使用 Auralgan 来止耳痛，这是一种止痛剂，单纯只是止痛。需要替代品时，可以用 Traumeel 滴耳剂，也可以用山菊油（Arnica）、颠茄油（Beladona）或大蒜油做滴耳剂。Traumeel、山菊和颠茄都有止痛作用，大蒜则有抗菌作用，可以混合使用这些滴耳剂。使用剂量是，每隔 1~4 个小时，使用 1~3 滴，直到疼痛消失。接下来几天，每天再使用一两次。

对于不习惯使用药草的家庭，我也请教了我的舅舅弗劳尔斯医师（Dr. Jefferson Flowers），了解可以使用什么替代药物。

弗劳尔斯医师是认证的家庭医师和急诊科医师，行医已有 54 年。

弗劳尔斯医师推荐的替代药物

替代杀菌药水 Argyrol

丹玛医师用 Argyrol 药水来治疗眼睛感染和通鼻子。弗劳尔斯医师使用红霉素药水（erythromycin）来治疗眼睛发炎（这是需要处方的药物），使用生理食盐水来治疗鼻塞。把一茶匙盐加入 950 毫升的水中，把水煮沸，放凉。有需要时，滴几滴到鼻孔。

替代红药水（Mercurochrome）、硫柳汞（Merthiolate）和使立复乳膏（Silvadene Cream）

丹玛医师建议用红药水和硫柳汞来清洗伤口、涂抹喉咙。弗劳尔斯医师建议，先用象牙肥皂和温水来清洗伤口。如果伤口很小，他建议用下列三种成药药膏来替代"使立复乳膏"，任选一种使用：新霉素药膏（Neomycin）、Neo—polycin 药膏或 Bacitracin 药膏。这些药膏应该每天使用两三次，直到痊愈。

如果伤口较严重，用象牙肥皂清洗之后，先擦抗菌剂 Hibiclens（成分是 4% 的 Chlorhexidine Gluconate），受伤当天擦两三次，先擦抗菌剂之后再擦药膏。

这些药膏适合大多数的伤口，但弗劳尔斯医师说，对于烧烫伤，没有什么药膏比得上"使立复乳膏"。如果烧烫伤不只是微红而已，就要每天擦"使立复乳膏"两三次，直到痊愈。烧烫伤的伤口要保持干净，最好不要贴住，除非起了水泡。千万不要去戳破水泡，因为水泡会保护皮肤不受感染。

喉咙痛时，可以在 950 毫升的水中加两茶匙盐，用盐水漱口来取代原本用红药水或硫柳汞擦拭喉咙。一天漱两三次这盐水。如果喉咙痛在几天内没有好转，也许需要服用抗生素。

弗劳尔斯医师也很推荐使用 Mycolog 药膏（成分是耐丝菌素和类固醇药物 Triamcinolone，需要处方）来治疗尿布疹、湿疹并发的霉菌感染、脚癣、金钱癣、唇疱疹和喂奶导致的乳头龟裂。他说这是一种"全能药膏"（shotgun medicine），里面含有五种不同的药物。Mycolog 药膏应该每天擦 3 次。如果是擦在龟裂的乳头上，擦上去之后等 15 分钟，喂奶前用温水

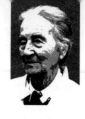

冲干净。

碰到因毒藤而起疹子的病人，弗劳尔斯医师会叫病人每天3次用象牙肥皂和温水清洗患部，直到疹子消失。这样清洗可以除掉毒藤的油质，预防疹子扩散。

第十章　母亲的陪伴

下面这篇文章，是我在多年以前，孩子大多还小的时候写的。有朋友警告我，光阴似箭，这话确实没错。即使有 11 个孩子，婴儿时期似乎一下子就过去了，如今我们家挤满了精力充沛的年轻人。

我们家每天都像蜂窝一样忙碌，充满笑声、讨论声、音乐声，有时还有争吵声和泪水。如今我和孩子的互动、对孩子的责任，已经不一样了。虽然日子仍然忙碌，但我有许多能干的帮手。家里比以前干净，偶尔我甚至可以睡个午觉。

真的很兴奋，能够看见孩子成长、成熟、发展专长。我们庆祝过无数个生日、成就、成功、婚礼和孙子孙女的诞生，也经历过痛苦、失望、疲惫和悲伤。然而，只要尽心、尽性、尽意、尽力地做好每一件事情，珍惜上天赋予自己的使命，就一定会有好的结果。

丹玛医师曾对我说："你是个有福的妇人！"她说的没错。抚养 11 个孩子并不容易，我的每一个孩子都代表一个挑战，但也都丰富了我们的家庭生活。对父母来说，每个孩子都是奖赏，都是祝福。当我默想过去，享

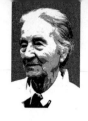

受现在,并且前瞻未来时,我真的可以喜乐地附议多年前我写下的这些文字:

> 我热爱当母亲,我很喜欢新生儿的头靠在我脸颊上时,那种非常柔软的触感;喜欢坐在曾祖母留下来的摇椅上,喂宝宝吃奶;喜欢在帮孩子洗完香香的澡之后,搔痒他的肚皮;喜欢听见孩子在后院嬉戏的声音(但愿不是吵架声)。我喜欢在好天气的下午,带孩子出去散步,推着婴儿推车,几个较大的孩子在旁边兴奋地溜着直排轮。我最喜欢的消遣之一,就是坐在我们家的橡树下,看着孩子荡秋千,不时叫我看他们在攀爬架上耍把戏。

> 当我在星期五的晚上为家人煮一顿特别的晚餐,看见孩子脸上快乐期待的神情,那感觉很棒。我享受帮小女孩把漂亮的头发绑成辫子,教学龄前孩子识字(孩子总是非常认真),偷听孩子之间可爱的谈话,从中得到许多乐趣。

> 有什么能取代他们朗朗悦耳和顺服的宝贵声音呢?坐在沙发上读故事书给孩子听,办完事回家后孩子跑来迎接我,生日时收到许多亲吻和自制卡片,这些经验拿什么来我都不换。

> 但我们知道,当母亲不会都一帆风顺。有谁喜欢清理地上的呕吐物?有谁喜欢一天到晚调解相同的纠纷?有谁喜欢孩子发高烧到40.5摄氏度那种焦虑的心情?没有人喜欢突然发现孩子大便在裤子里,而且他30分钟前就该去上厕所;没有人喜欢冲去接电话时,踩到乐高积木滑倒;没有人喜欢4个孩子同时发问、让人晕头转向。

"你有在工作吗?鲍曼太太。"每次有人这样问我,我都忍不住想挖苦一番。

"工作?有啊。其实我今天凌晨4点就起来照顾生病的宝宝,然后在一天的工作开始之前,赶紧补睡2个小时。不,我不太看连续剧,也不吃零食。挑战性?当然有,我必须挑战自己的能力极限。我在工作上扮演许多角色,身兼辅导员、医生、老师、营养师、管家、魔鬼班长、秘书和看家狗于一身。

"我决心待在家里吗？当然，因为我相信孩子需要我。尽管我有许多犯错和不一致的时候，但我能给孩子一样东西，是别人不能给的，也是孩子非常需要的，那就是母亲的陪伴。

"母猫生下小猫后，不会把小猫交给别人照顾。雌鸟也不会在小鸟还不会飞时，就把小鸟推出鸟巢。但是却有越来越多的母亲，把孩子丢到托婴中心。

"Insight 杂志社的一位作者叫丹尼尔·华顿伯格（Daniel Watten-berg），他这样总结最近针对托婴中心做的研究结果：'有许多证据显示，当双薪家庭变成一种常态，父母就得妥协，牺牲孩子早期的发展。上托婴中心和孩童的情绪与行为问题有关联。'① 宾夕法尼亚州立大学人类发展学教授杰·贝尔斯基（Jay Belsky），过去曾经赞同托婴中心的制度，但现在他写道：'一岁以下的孩子送托婴中心……似乎会有一些风险，不只可能会没有安全感，还会有暴力倾向增强，不服从，在幼儿园和小学阶段的社交上有比较退缩的风险。'"②

美国企业研究院（American Enterprise Institute）助理教授卡尔·林马斯特（Karl Zinsmuster）说："父母的爱和照顾是最好的，10个母亲中有9个是这样，不要用别人来代替。孩子清醒的时候，必须大部分时间可以看见父母，至少两岁以前应该如此……在头两年间，婴儿显然无法适应固定与父母长时间分开……没有任何证据能够证明，把养小孩当作闲暇消遣的人，可以期待孩子长大后身心健康。"③

心理学家和婴儿依附关系专家布伦达·亨特博士（Dr. Brenda Hunter），对全职母亲称赞有加，她说："这些母亲待在家里是因为她们知道，最能够养育孩子、给孩子家的感觉的人，是母亲，而不是保姆或托儿所。她们知道孩子在母亲的陪伴下，可以茁壮成长，而母亲天天长时间不在身边的孩子，势必会付出代价……宝宝需要妈妈，孩子出生后头

---

① Daniel Wattenberg. *The Parent Trap. Insight*，1992-03-02：6.

② Jay Belsky. *Homeward Bound. Focus on the Family*，1992-01：7.

③ Daniel Wattenberg. *The Parent Trap. Insight*，1992-03-02：9.

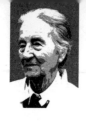

几年需要的是母亲，不是保姆，也不是玩具或第二份收入能买到的物质享受。"①

不只有婴儿可能会缺乏母亲的陪伴，康妮·马斯纳在《母亲的身份能继续存在吗?》一文中，分享她的观察:

> "美国的孩童内心极为匮乏，他们渴望爱、渴望关怀、渴望父母注意到他们——不是那种心不在焉，只是一直给玩具的注意。这些孩童从小就明白，嘴巴上的话不值钱。如果你必须到邻居家，才能找到有时间听你谈心事的人，那么你母亲口中说的那句'我爱你'，根本就没有太大的意义。"②

克里斯蒂娜辞掉一个好工作，回家照顾宝宝。她说:"离开工作两年后，我仍然可以感受到传真机和套装的吸引力。但是我可以坦白说，我情愿跟儿子路克斯说话，而不是跟重要人物开会;我情愿读故事书给孩子听，而不是去研读那些机密文件;我情愿吃花生果酱三明治，而不是去吃豪华的商业宴会。"

"跟两年之前比起来，我儿子不一样了，我也是。我天天见到人类发展的奇迹，天天参与发现儿子的神奇历程。我喂他吃饭、帮他穿衣，我担心过、高兴过，我安慰他、照顾他，但最重要的是，我就陪在他身边。"③

做母亲的，你在听吗? 你是不是陪在孩子身边养育他? 你是不是很高兴自己能够引导孩子，看见孩子成长? 如果不是，你也许正错过人生最精彩的时刻。不要被现代社会的压力骗了，别拿你与生俱来的权利去换一碗汤。但也不要误会了，带孩子可能会很受挫，需要花很多心力，但每一种职业都有厌烦乏味的时候。没有什么事，比在家当全职母亲还荣幸，也没有什么职业，比在家当全职母亲还重要。

---

① Jay Belsky. *Homeward Bound. Focus on the Family*, 1992-01: 6.

② Connie Marshner. *Can Motherhood Survive?*. Wolgemuth and Hyatt, 1990: 11.

③ *Romancing the Mom. Focus on the Family*, 1993-02.

做父亲的，你在听吗？最能够让孩子感受到爱的方式，就是花时间陪他。[1] 你愿意把妻子领受的这个崇高使命，看得比拿第二份薪水更重要吗？

丹玛医师相信，母亲把时间和精力投资在家里，尤其是孩子仍幼小的时候，是带给孩子健康和幸福绝对重要的关键。丹玛医师自己也感到不安，看见有越来越多的孩子，白天都是待在托婴中心。丹玛医师的劝勉令人鼓舞，带来启发，也十分扎心。

（以下文字直到章末，都是丹玛医师的亲口建言。）

责任

世上每一个男人，都是从女人而出，也由女人教养。女人的思想和言行如何，国家就如何。现如今，美国的女人都被洗脑了，误以为出去工作强过在家做贤妻良母。

有个女人曾经对我说："我不是那种能被小孩和家庭绑住的女人，若待在家里我一定会抓狂。"那她当初何必结婚生子？不管在什么情况下，我都不会去杀死一个婴儿（堕胎）。假如我把婴儿放在台面上，然后交给他母亲一把刀，吩咐她说："把宝宝的头切掉。"没有一个女人会照做，一个也不会。但是她却希望能够通过一条法令，允许别人来帮她杀掉这个婴儿，这样她就不用担罪。人这辈子一直都在找借口。其实如果不想要孩子，还是有办法可以帮助你不要有孩子——比如一辈子单身，过着禁欲的生活。

问题不在能力，女人有能力做几乎任何事。但是女人若是把孩子带到这世上来，就应该为这个孩子负责。

---

[1] Reverend Jerry White. *Bold Ministries.*

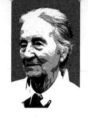

教育

有人送我一本书，书名叫《像你这么聪明的女人怎么会待在家里?》（*Why Would a Woman As Smart As You Be at Home?*）书中提出的理论是，如果你受过良好的教育，就应该学以致用，做些有价值的事，把你的孩子交给能力不如你的人去照顾。这样做根本行不通，从来就行不通。母牛不会忽略它的小牛，人若是去研究动物怎样照顾它们的宝宝，直到宝宝够大可以照顾自己，就会恍然大悟。

从来就没有一个女人因为受到太多教育，而不该照顾自己的宝宝。我的母亲照顾我，我也没有"聪明"到不照顾我的女儿。我的女儿玛丽受过良好的教育，本可以在商场上做个成功的女强人，但她也待在家里养育两个优秀的儿子。

今天的美国已经变成一个很糟糕的国家，85%的孩子必须待在托儿中心，斗争求生。在托儿中心，孩子如果动手做了什么东西，别的孩子会抢过去破坏。渐渐地，他也会开始和别人抢东西和打架。这个孩子没有安全感，在家里一刻都安静不下来。他不能学会自己做事，无法学会自律，无法培养对任何人的信任，因为他的母亲弃他于不顾。这些被拒绝的孩童，将来有一天会毁了我们的国家。

我们必须找到愿意待在家里的女人，愿意教导自己的孩子怎样读写，怎样安静待在自己的房间动手做一些东西。上托儿中心的孩子在学习变成机器人，他们受到制式化教养；待在家里的孩子则在学习成为一个人，他们会从家庭中学习到每个家庭独特的文化和自我人格的特质。

经济

我们把婴儿赶出摇篮，把经济放进摇篮；我们把婴儿放在一边，好专心赚钱。我们要创造事业、做各样的事，就是不做妈妈。必须有人愿意待在家里照顾孩子。

你听到很多女人进入职场，以为找到了自由，却不知道自己其实一点也不自由。每天必须工作 8 小时，否则会被解雇，这比较像是奴隶。如果到了 65 岁，可以赚进一百万美元，却从未尝过养育孩子的喜乐，根本就算不上是成就。

不久前我和一个女人谈话，她的宝宝从 6 周大起，就送托婴中心。她每个月要付 400 美元给托婴中心，每 7 ~ 10 天要付 50 美元的医疗费，她的宝宝常常生病（这是 25 年前的数字，今天托婴中心的费用和医疗费用已经高出许多）。她说她别无选择，因为她和先生买了房子。我问她房款要几年才能付清，她说他们贷款 30 年。

那个可怜的女人，每天晚上回到家都累坏了，回到家时，丈夫很累，宝宝生病。30 年后，她会拥有什么？她可能会失去丈夫，她的房子可能已经老旧，而她和孩子从未培养出好的亲子关系，她从未享受过生活的乐趣。人应该宁愿住陋屋却能够享受一些生活的乐趣。我们让那些外出工作的女人误以为自己过得很快乐，其实这种生活毫无快乐可言。

小强的一天

以下是今天许许多多孩童的生活写照，因为他们的母亲误以为当家庭主妇是卑微的工作：

爸爸和妈妈早上 6 点就起床了，他们必须叫小强起床，洗个"战斗澡"，弄好早餐，然后在 8 点半前赶到办公室上班。小强起床后臭着一张脸，因为他没睡饱。爸妈催小强快点吃完早餐，但小强吃得很慢或根本就不想吃。时间过得很快，爸妈必须去上班了。他们开始发脾气，说话开始大声起来，互相指责对方没叫小强把早餐吃完。而小强因为很不高兴，就吃不了多少，也没办法上厕所。7 点半，校车来了，小强被赶着上车，没有吃完一顿有营养的早餐，也没来得及上大号。

爸妈分别赶去上班，卖力工作一整天。妈妈的上司是个英俊潇洒的男人，总是西装笔挺，很有幽默感。妈妈拿自己的丈夫和上司比较，心里就对丈夫很不满意。她的上司有个贤妻待在家里照顾孩子、帮他打理衣服，而且有时间为他料理营养好吃的食物。他觉得他赚的钱花得很值得，他是个快乐的男人。而妈妈嫁的这个男人其实也可以很快乐，只要他的太太也

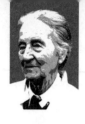

能够专心理家，就算这样一来没钱买很多新玩意儿，却可以很快乐。

妈妈其实没想到，她上司的妻子若是职业妇女，上司也会变得像她丈夫那样令人失望。一个贤惠的家庭主妇，最能够带给男人快乐。

爸爸赶到公司上班，他也许会被属下一个女孩子吸引，因为她打扮得很漂亮，而且不会精神紧绷。他会拿这个女孩子跟他那个兼顾两份全职工作的妻子比较。办公室这个单身女孩，心情比较轻松，不会很疲倦，而且赚的钱都可以拿来买衣服、旅行，还可以去充电，让自己在社交时有更多话题可谈。她有时间阅读、了解时事，跟她相处很愉快。

爸爸心里也许会想："我若娶到这种女孩子，就会快乐了。"（其实那个女孩子如果和他的妻子调换角色，白天得出去上全天班，下班回来得照顾丈夫和孩子，她也会变得跟他那个累坏的妻子一样。）

小强在托儿中心待了一整天，一直不敢展现自己的本性和脾气，大多数的孩子都只敢对父母使性子。老师会对小强的妈妈说："小强是我带过最乖的孩子。"可是爸爸妈妈一出现，小强就会开始抱怨、发脾气。

小强在托儿中心的作息如下：早上7点半到8点之间到托儿中心。10点吃点心（他早餐确实扒了几口）。12点吃午餐，他会乖乖吃，因为不敢不吃，而且也没机会向他爱的人抱怨食物不好吃，所以他会全部吃掉。2点睡午觉，睡2个小时。4点起来，喝一杯牛奶，吃几块饼干。6点上校车，回家。

爸妈和小强回家后，爸爸累了，想到白天办公室里那个女孩子对他多么亲切友善，想到那个女孩子下班时，外表仍然光鲜亮丽。妈妈累了，心里有罪恶感，因为觉得自己忽略了孩子，但她想起上司对她讲话好亲切，好有耐心。小强白天吃了4次东西，所以现在胃痛，根本不饿。而且他睡了整个下午，根本不困。

现在需要做晚餐、洗衣服、烫明天要穿的衣服，还要洗澡、打扫家里，因为上班前没时间做这些事。妈妈对爸爸说："我跟你一样累，所以请你放下报纸，给小强洗澡，我去做晚餐。"小强不肯洗澡，他已经一整天没有机会使性子，因为这种戏码只能表演给懂欣赏的观众看。所以，此刻是最佳时机，好戏上演了，小强不肯脱衣服。爸爸先是好言相劝，再来想贿赂他，后来变成拿话激他。这几招都没用后，爸爸就大声骂他，拿出皮带抽他。妈妈很生气，她走进浴室，干脆自己来帮小强洗澡。这个小孩发现，只要妈妈在，他就不必听爸爸的。

晚餐上桌了，要叫小强坐上餐椅是个挑战，他2个小时前才吃过东西，所以根本不想吃晚餐。爸爸把盘子放到小强面前，小强把盘子推开。爸爸和妈妈使尽书上看来的招数，想尽办法要叫小强吃饭，却是徒劳无功。爸妈开始互相指责，然后小强被打屁股，下了椅子。这时爸妈互相不说话了，各自默默咽下盘中的食物。

爸妈想要小强上床睡觉，这样他们做家事时，小强就不会在旁边碍手碍脚。这时小强正在一旁哭闹，推倒椅子，把电视开得很大声，从高级沙发上跳下来，然后重重甩门。小强做这些是为了引起注意，要做给爸爸看，让他知道只要妈妈在，他就无法约束自己的言行。（如果是小女孩，她会做给妈妈看，因为爸爸会可怜她。）

妈妈看见小强这样，心里充满罪恶感，因为她知道自己忽略了孩子，她实在不忍心看见小强被爸爸打屁股。她知道该打屁股的是她自己。

接下来爸妈试着送小强上床睡觉，但小强不困，因为他整个下午都在睡觉。小强被迫脱了衣服，上了床，但他不肯好好躺着，一直叫着要喝水，最后干脆爬下床。爸妈投降了，让小强待到家事都做完为止，大约是晚上11点半。这时全家上了床，如果一切顺利，如果小强不会一直喊着"妈妈，不要走。妈妈，我不要睡觉"，他们还可以睡6个小时。

这是今天我们国家许许多多孩子生活的写照。像这样长大的孩子，我们能期待他们为社会带来什么好处？

怎么做最好？

有许多现代妇女下定决心，要让孩子拥有她们童年无法拥有的东西，于是她们出外去工作。

让孩子拥有东西比较好，还是培养孩子良好的品格去使用东西比较好？父母也许下定决心，要让孩子将来拥有好房子、好车子、好教育，但最好的做法是教导孩子一种生活方式，这样他们就什么也不用担心了。我见过住在贫民窟的女人，拿破布来做床单，她们的孩子长大后还去读

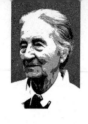

大学。

我靠自己的力量读完大学，没有请父母帮忙。他们给我的，是一个好的起跑点。你若给孩子一个好头脑，就不必再给他钱，他自己就能赚。父母需要照顾孩子、引导孩子，让孩子发挥最大的潜能。如果孩子在心智上和情感上不够成熟，就算花再多的钱，也不能帮助他好好过这一生。

我不相信有哪个女人会穷到不能照顾自己的宝宝。我有个小病人的母亲，她未婚生子，孩子的生父不肯负责任，她就独力抚养孩子。她去帮人家打扫家里维生，把宝宝放在篮子里，带着宝宝去上工。她一直把孩子带在身边，直到孩子够大可以去上学。这孩子长大后成了一个优秀的年轻人。

我小时候，家里有佃农为我父亲工作，佃农的妻子跟着一起在田里工作，她们也是把宝宝放在篮子里，带着一起上工，没有把孩子交给外人照顾。我的妹妹是个裁缝，她养了3个好孩子，她没有离开孩子出去工作，她在家里做裁缝工作。

态度

宁愿去做其他事的女人，不能做个好母亲，她在潜意识里会恨她的孩子，因为孩子妨碍她成为律师、医生，妨碍她随心所欲地做想做的事。我认识一个优秀的网球选手，她把宝宝送去托婴中心。如果她一心只想上球场，觉得待在家里是被绑住，你想她能做个好母亲吗？"你们这些孩子害我今天不能打球。"今天有许多孩子活在母亲这种态度之下。

母亲和孩子的心理健康，主要取决于母亲对自己工作的态度。今天的女人都被洗脑，认为她们从一开始就受到不公平的对待。她们怨愤自己必须洗尿布、煮饭、照顾婴儿。但没有一个女人提到，她们买尿布和食物的钱是从哪来的，她们忘了可怜的丈夫，无论寒暑，整天在外辛苦工作，卖力赚钱来买生活的必需品。我们告诉女人，说她们过去受到不公平的对待，但这话并不对，女人拥有的是最快乐的家，妈妈做的是她喜欢做的事，而她的丈夫努力赚钱，让她可以得到她所需要的东西。

关系

人生中最重要的人，是我们的孩子、我们的丈夫以及从小到大照顾我们的人。可悲的是，我们丢弃的就是这三种人。老人被送到养老院。男人呢？我们不需要男人了，我们可以独立处理自己的事，我们受够了他们的大男子主义和侮辱。宝宝呢？宝宝满6周后，就把他送去给别人照顾。孩子是今天这世上最可怜、最被忽略的一群人。

我见过许多女人根本就不想把重心放在家庭，她们在外面找到想做的事，她们必须做"值得"去做的事。她们很乐意教别人的孩子，或是到儿童医院当义工，但她们就是不想被自己的孩子"绑住"——母亲在外面为别人工作，在办公室工作，在学校工作，在教会工作，在儿童辅导机构工作，在儿童健康机构工作，做家长教师联谊会的工作，做社团的工作，或努力做许许多多其他的事。女人把时间和心思投入在改善世界，好让她的孩子居住其中，却错过一生唯一一次塑造自己孩子的机会。就好像母鸡把小鸡留在寒冷的户外，自顾自地筑鸡窝，等到鸡窝筑好之后，却发现小鸡因母鸡疏于照顾而死亡。

你有没有读过专栏作家安·兰德斯（Ann Landers）怎么写我？她写道："丹玛医师总是说，女人应该照顾孩子不该追求事业，可是丹玛医师自己就是职业妇女。"安·兰德斯不知道我确实言行一致。没错，我是职业妇女，我请人来帮忙做家事，但我的办公室就在住家隔壁，我自己照顾我的女儿，没有把她交给别人照顾。我喂女儿吃饭，送女儿上床睡觉，女儿就在我窗外玩耍。我和丈夫一起吃早餐，并监督家里所有的事。我避免像别的女医师那样，要忙很多外务，因为我首要的义务是我的家庭。我结婚的时候，起誓要做个好妻子，我们共度了美好的一生。

换作今天，我不认为我能够同时兼顾工作和孩子，在今天的处境下，我若是个职业妇女，我不可能好好照顾孩子。要找到好帮手来帮忙做家事很难，而今天的医疗体制也有截然不同的架构。

顺带一提，我有句话放在心里多年不吐不快。我能够像这样行医，完全要归功于我的先生。我从来不用担心支出，不用担心得赚钱贴补家用，所以我能够把时间奉献给穷人。若不是我先生的支持，我无法向固定来看

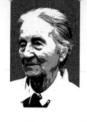

诊的病人，收取那么少的费用。我得过许多荣誉，但我先生一项都没得过。我得到的一切成就，都要归功于我的先生，要不是因为他，我不可能做到。

祖父母

如果母亲因为某个缘故无法照顾孩子，那么还在上班的祖母，应该申请退休来替她照顾孩子。当初假如我的女儿无法照顾她的儿子，我会放弃行医来帮忙照顾外孙，跟我的外孙比起来，行医根本不重要。可惜现在的祖父母，已经不觉得自己对孙辈有责任，他们觉得自己在养儿育女这件事上，已经尽了该尽的义务。

对孙辈来说，祖父母就像最高法院，在行为举止、穿着、饮食和说话方面，都应该做个好榜样。很多祖父母没有当个好榜样，我看过祖母辈的人来我的办公室，穿着紧身迷你裙，嘴里还叼根烟。没有人可以卸下自己的义务，人永远对别人有责任，尤其是对自己的家人。

家

爬到社会高层（医学界、法律界、商界等）却从未养育过自己儿女的妇女……当她们满65岁时，会有人帮她们办一场风光的退休宴会，接下来她们就会一无所有。

多年前我有个朋友，她的医术精湛，收入丰厚，住豪宅。她一生未婚，退休之后，却没有任何关心她的人去探访她。

在她去世前不久，我问她："如果你这一生可以重来，你还会选择同样的人生吗？"

她斩钉截铁地回答说："不会，我从未拥有能真正带来快乐的东西——丈夫或孩子。我从未有过一个真正的家。"

专家的忠告和教养

我们都被骗了，误以为一般人什么都不懂，只有所谓的专家最有发言权，比如医生、精神科医生、新闻评论员等。我年轻时行医，自以为什么都懂。我当然什么都懂啦，我刚从医学院毕业！不管什么问题，我都知道答案，直到女儿出生，我才发现自己错了。

前几天早上，有个受过高等教育、身居要职的女人打电话给我。她说："丹玛医师，我一直在思考你给的育儿忠告，你知道那些权威人士都认为你错了，他们说婴儿应该一哭就喂奶，说孩童应该1天吃6餐。"

我对她说："这些权威人士到底是谁？权威人士这个称呼听起来实在好笑，不是吗？"

"母牛不会去问母猪怎么照顾宝宝，我相信女人就跟母牛一样聪明，她一定能够像母牛照顾小牛那样，把自己的宝宝照顾好。"

真奇怪，母牛没读过一本书，没看过电视上的纪录片，没读过亲子杂志，也没问过医生该怎么照顾孩子，就自然懂得照顾孩子。我相信只要我们肯动脑筋，就能够把孩子照顾好，不会像现在这样，把孩子给养坏了。

当我还是个年轻女孩时，我们家附近住了一个医生，鲍恩医生是我们家的好朋友，后来还帮助我去读医学院。每次我们家有人生病，他就会来问我母亲说："出了什么问题？你觉得应该怎么做？"我母亲就会把自己的想法告诉他，然后问题就解决了。我的母亲就是医生。

不久前，有个漂亮的女人带着宝宝来到我的诊所，宝宝的样子看起来很糟糕。这个母亲整天都在喂奶而且一点都不开心。我问了她的背景，发现她来自很贫穷的家庭，但她的母亲每天都会花时间准备有营养的三餐给家人吃。我看看这个女人，再看看她的宝宝。这个女人并不需要我，她需要她的母亲。她如果愿意听母亲的话，就会像她母亲那样，养育出健康的宝宝。我们不再需要医生，我们需要父母。今天，我们有各种各样的东西来帮助孩子维持健康，像是金钱、干净的水、婴儿食品、搅拌机、药物等，唯一缺少的是父母。

今天有很多人就像碎掉的盘子一样。很多人在努力黏合这些碎片，比如詹姆斯·杜布森博士和已故的特蕾莎修女。有些盘子黏好后，看起来变完整了，甚至可以再使用。可是如果一开始就别让它碎掉，不是更好吗？如果母亲待在家里，花时间照顾她的家人，就是给孩子一个可以保持完整的机会。

第十一章　营养和健康习惯

阅读书籍报刊上的营养信息，可能会让做母亲的感到十分受挫。那些营养专家，只要一有新的研究报告出来，每隔几年，甚至几个月，就会改变他们的建议。不但我们从媒体得知的营养忠告变来变去，商店贩卖的食材价格也令人沮丧，难道只有有钱人的家庭才能吃得健康吗？

丹玛医师总是强调，良好的营养和健康的生活方式很重要。但是跟她谈过之后，我有自信，只要吃简单的饮食，按照常识养成健康的习惯，孩子就可以很健康。丹玛医师活到110岁都还健健康康的，就是最有力的见证，证明她了解身体真正的需要是什么。

丹玛医师说：

在行医多年之后，我看见病人来看医生的原因，有很大的变化。20世纪初为小孩子流的眼泪，主要归因于疾病肆虐，夺走孩子的性命，或是给孩子留下残疾。这些年来，医学在控制疾病、治疗疾病方面，有长足的进步，但是做母亲的，却仍然噙着泪水来看医生。如今孩子生病，大多是放纵生活的结果，他们的父母不够在乎他们，没有给腹中的胎儿最好的开始，生下孩子之后，也没有尽量给孩子最好的成长环境，让孩子尽可能活出最好的人生[1]……人们似乎已经失去照顾身体的知识和智慧……医生的时间，大多花在教大家应该吃喝什么，什么时候应该吃喝，以及修补因生活放纵和饮食不当而遭破坏的身体[2]。

很多人懂得照顾猫，却不懂得照顾自己的身体。他们绝不会给汽车加错油，却一直把错的东西吃进嘴巴里。有些家庭花很多钱买各种含糖饮料、牛奶、早餐麦片、饼干等等。那些钱其实可以拿来买优质的肉、蔬菜水果，以及全麦面包和马铃薯这种健康的淀粉类食物。

今天市场上有许多食品，可以让某些人赚大钱，却会毁掉笨到去买那些食品的人。在我的诊所和办公室里，我常听到做父母的说生活费很高，说他们的钱很少。其实，只要他们愿意了解一下自己的支出情形，就会发现他们花在有害食品上的钱，比花在有益食品上的钱还多[3]。

营养

良好的营养，是拥有健康与快乐的绝对必要条件。成长中的孩子，特别需要每天吃营养均衡的三餐。

蛋白质

每餐饭都应该吃到优质的蛋白质食物，最好的蛋白质来源是瘦肉、蛋和米豆（black-eyed peas）。所有的豆类都含有蛋白质，但米豆的蛋白质

---

[1] Leila Daughtry Denmark，MD. *Every Child Should Have a Chance*. Atlanta，GA，1971：214.

[2] Leila Daughtry Denmark，MD. *Every Child Should Have a Chance*. Atlanta，GA，1971：41.

[3] Leila Daughtry Denmark，MD. *Every Child Should Have a Chance*. Atlanta，GA，1971：72.

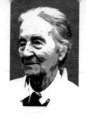

含量最高，其他豆类偶尔可以跟肉和米豆交替食用。瘦的红肉很健康，因为富含铁质。饮食均衡的人，一天吃一个蛋不会有害，孩子早餐吃两个蛋是可以的。不喜欢蛋的人，可以吃其他蛋白质食物，也可以做成法国吐司，这样就不会有蛋味（见132页），或是煮燕麦粥时，打个蛋放进去拌匀。不要孩子想吃什么就顺着他的意思，要发挥一点创意，鼓励孩子吃有益健康的食物。

如果早上起来感到疲倦无力，想想看前一天的晚餐，是否摄取了足够的蛋白质。

丹玛医师说：

第一次世界大战期间，有人针对豆类和其他的肉类替代品做过研究，结果发现米豆的蛋白质含量最高。我们测试过花生酱，是含有一些蛋白质，但比不上其他种类的蛋白质食物。你若吃下好的蛋白质食物，就会等到下一餐的时间到了才会饿。可是，你一餐中若只吃淀粉类食物，没有蛋白质，体内就会累积很多胰岛素。早餐若只吃一块面包配一杯橙汁，2个小时后就会血糖过低。这时如果吃一茶匙糖，也许可以让你再撑2个小时。这样做很伤身体，但是没关系，殡葬业者需要工作！

如果你像小孩子那样，整天动个不停，就可以燃烧许多热量。我不觉得吃个蛋有什么害处。我每天早上吃一个蛋，已经吃了一百年。一天吃一个蛋不会有害。

我不认为蛋有什么不好，但有些人的做法很极端。有一天，我的诊所来了一个小男孩，才12岁，体重却有102公斤。我量了他的血压，是200/100，他的心智发展迟缓。我问他三餐吃些什么，他说他每天早餐吃一打蛋和一整条吐司。上天在地上造的一切都是好的，可是不管是什么东西，都可能被用得很极端，连水喝太多也会致命。

红肉没什么不好，红肉富含我们所需的铁质。有一段时间，大家都不想买鸡肉，因为不想吃鸡肉的深色部位。于是鸡农开始喂鸡喝牛奶，用这种饲养方式的鸡严重贫血，鸡腿就会因为缺血而颜色变淡。这种鸡有更多的白肉，但是这种鸡腿肉的营养，比不上正常鸡肉所含的营养。

淀粉

每餐都应该有淀粉类食物，全麦和马铃薯是最好的淀粉来源，家中可以多吃些自制的全麦面包和全麦谷片（见141页）。

蔬菜

午餐和晚餐，孩子都需要吃蔬菜，尤其是富含铁质的绿色叶菜。菠菜、芥蓝、西蓝花、卷心菜、球芽甘蓝、罗马生菜都是很好的选择。有时可以搭配黄色蔬菜，如胡萝卜和栉瓜类。虽然新鲜蔬菜的维生素含量较高，但冷冻蔬菜或罐头蔬菜也一样可以食用。冷冻蔬菜很方便，很少添加盐或其他食品添加剂。煮熟的蔬菜和生鲜的蔬菜一样营养，其实也比较容易消化。

> 丹玛医师说：
>
> 　　有人对儿童做过红血球容积比分析，要看他们体内有多少红血球。其实有多少红血球并不重要，重要的是红血球中要有足够的血红素，来运送充足的氧气。如果亚特兰大市民快饿死了，但是开来一百节空的火车车厢，根本一点帮助都没有，这些车厢必须装满营养的食物才有用处。红血球容积比也是这个道理，必须知道细胞中的血红素含量才有用处。想增加体内的血红素含量，就需要吃绿色叶菜、瘦肉和全麦面包。

水果

水果并非绝对必要，如果家庭花在食物上的预算有限，香蕉和苹果也许是最好的选择，柑橘类水果的营养价值经常被高估了。在过去，大家都是吃当季的水果。丹玛医师建议的食物泥（见23—31页），里面加了许多水果，纯粹是因为蔬菜和蛋白质食物若是和水果混合，婴儿会比较愿意吃。婴儿喜欢和母乳接近的食物，所以食物泥需要像母乳那样，甜甜的，温温的。

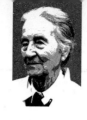
丹玛医师说：

　　我小时候住的地区，没有橙子。每年圣诞节，我们会从装礼物的袜子里，拿到一个橙子，一整年就吃这么一个。很多人在买菜的时候，会刻意买橙子、葡萄等水果，可是把这些钱拿来买蔬菜、瘦肉和全麦类的淀粉食物会更有价值。

　　我们太强调吃水果了，其实你的曾祖母只有在当季盛产时，才会吃到水果。吃水果是可以，但还有别的食物是更需要吃的。

甜食

　　用蜂蜜来增加甜味，会比用糖好很多，不过少量的糖对一般的孩子并无害处。每周吃一两次甜食无妨，但孩子不该期待天天吃甜食。周五或周日的晚餐后吃些甜点，会让那一餐变得特别，也会让孩子有所期待。

　　注：如果你要给1岁以下的孩子吃蜂蜜，要确保蜂蜜没有被细菌感染，有些医生认为，蜂蜜是导致婴儿肉毒中毒的主要原因。

丹玛医师说：

　　所有的东西都是好的，是人把它变坏的。糖本身没什么不好，除非吃过量。我年轻时爱吃糖，35岁就得了关节炎，关节开始酸痛，臀部疼痛。我50岁时，彻底戒掉糖，至今我的双手仍像16岁年轻人那样柔软灵活，我可以弯腰用手掌碰地，不用弯膝盖。

　　我很少买糖果，偶尔买了，很快就会不见了。家里几个较大的孩子，有时会用自己的零用钱买糖果，然后藏起来。我们家约瑟夫两三岁的时候，就像一只能闻出蜂蜜在哪里的小熊，不管糖果藏在哪里，都逃不过他灵敏的鼻子。有一天下午，我发现家里实在太安静了，就去找这只小熊。我轻轻打开女儿的房门，看见约瑟夫在房间的另一头，偷偷大嚼情人节剩下的巧克力。

　　当他发现形迹败露、情况紧急时，不但没有认错，那双白白胖胖的小手反而动作加快，急着要把剩下的巧克力塞进嘴巴。等我走到他那里的时候，他两腮鼓起来，又黏又稠的咖啡色口水，从嘴巴一直流到胸口。

　　我抓起他黏糊糊的手，带他去浴室。他很清楚接下来的后果，口齿不清地说着："妈咪，对不起！我下次不敢了。"

约瑟夫现在 19 岁，不再偷糖果了，但我偶尔会看见他在厨房里找甜食。他现在很瘦，但我忍不住心想，不知道 20 年后的他，腰围会有多粗。

饮料

丹玛医师说：

除了水以外，不要喝别的饮料，而且觉得渴了再喝就行了。很多人会说，人每天需要喝至少 8 大杯水，我认为没有这个必要。其实有一种状况叫水中毒（Water intoxication），血液稀释过度，导致电解质不足，心脏就会无力（见 18 页）。我们家以前会在后门的走廊那里放一桶水，大家口渴的时候就会去那里舀水来喝。每个人需要喝的水量都不同。

在家里除了喝水，不该喝别的饮料，连果汁都不要喝，因为果汁中有浓缩的果糖成分。最好给孩子吃水果，而不是喝果汁。果肉中的纤维和蛋白质一起食用，营养比较均衡。喝果汁会带给肾脏压力，使尿液呈碱性，导致灼热感，搔痒，甚至引起泌尿系统感染。孩子如果只喝水，有时可以解决尿床的问题。

丹玛医师说：

除了水以外，我不会给孩童喝别的饮料。不久前，有个小男孩来诊所看病，他的样子看起来很糟。我给他验尿，结果他尿液中的含糖量破表。我问他母亲："他怎么会吃那么多糖呢？"

她说："我们家根本就没有糖。"她是那种很注重健康的人。

"他平常都喝什么饮料？"

"苹果汁，我自己榨的。"

"你怎么处理苹果肉？"

"拿来做堆肥。"

我计算了一下，这个孩子每天吃进 227 克的糖，他的视力一定完蛋了。

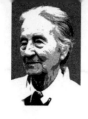

"可是那是天然的糖分啊!"他的母亲说。

有什么糖不是天然的?从甘蔗萃取的糖是天然的,地上的一切都是天然的!她把苹果里面的果胶、纤维素和蛋白质全都扔掉,这个孩子只吃进糖分和水分而已。

很多人不明白一点,那就是孩童根本不需要喝果汁。为什么不买苹果,而要买苹果汁呢?为什么不买橙子或胡萝卜,把所有的营养都吃进去呢?

乳制品

美国人的饮食习惯太重视乳制品,乳制品不该是一餐当中最主要的食材。奶酪并不是很好的肉类替代品,酸奶和农家干酪也好不到哪里去,喝牛奶会导致贫血。偶尔吃焗烤食物时,在上面洒一点奶酪;庆祝生日时,吃一点冰激凌;或是在做白酱时加一点牛奶,这样做没有大碍。但是孩子满7个月大以后,就不应该再继续喝奶。要避免固定吃乳制品,好的植物性奶油会比动物性奶油好。如果孩子对乳制品过敏,即使只在烹调时加一点点乳制品,都会危害他的健康(见索引——耳朵发炎)。

丹玛医师说:

我的理论是,太多的钙质会阻碍铁质的吸收。有关贫血的研究很多,我们知道小牛会贫血是因为断奶之后,还一直给它们喝奶,好让小牛肉的肉质鲜美。这不只是因为动物喝饱奶之后,就不想吃别的东西。我们发现,喂狗的时候,如果在平常吃的狗食之外,再给它喝500多毫升的牛奶,短短一个月内,狗的血红素数值就会减少10%。有些医生说,贫血是因为大肠出血导致的。我不同意,我相信这是跟吸收有关。

一片3寸见方的奶酪,相当于一杯牛奶;一个比萨里面含有一大块奶酪。乳制品是我们医生的摇钱树,常吃比萨会让冠状动脉出问题,结果获利的是心脏科医师和外科医师。吃乳制品会导致小孩贫血,结果受益的是小儿科医师。正因为世上有愚蠢的人,有钱人才会有钱。

　　我小时候，从未在餐桌上见过牛奶，那时的母牛，乳汁分泌量不多。后来，人工培育出来的母牛，可以分泌很多乳汁，大家就开始大量喝牛奶。渐渐地，开始有人得糙皮病（pellagra）。

　　七十几年前，大家才开始买外面卖的整条吐司，当时很流行吃牛奶吐司，就是拿一大片吐司，涂上奶油，再把吐司烤一烤。他们会在吐司上面撒糖，然后浇上牛奶，可能还加点香草或柠檬。结果很多常吃这种吐司的人，开始拉肚子，渐渐有贫血的现象，行为开始变得很愚蠢，有些人还被送进精神病院，原来是得了糙皮病。

　　亚拉巴马州一位医生，开始给他的糙皮病病人喝用卷心菜熬出来的高汤，结果很有疗效。我们发现，良好营养中不可或缺的 B 族维生素，正是牛奶吐司中所缺之的。

　　有一天傍晚，一个母亲带孩子来我的诊所，这个孩子已经拉肚子好几个礼拜，她的嘴角破皮流血，血红素数值只有 5，她没在睡梦中死掉真是奇迹。我还没检查完毕，就直接把这个孩子转送到医院输血。这个孩子患了严重的糙皮病，她的母亲告诉我，她只吃奶酪和白吐司。

　　如果我的孩子只想吃这些东西，我不会对她说："你不能吃。"我会说："宝贝，家里没有白吐司，也没有奶酪。"到了吃饭时间，就把营养又健康的食物端上桌，什么话也不用说。这一招屡试不爽，孩子都会吃。

钙质

大家都太强调钙质的摄取，其实很多食物都富含钙质。

丹玛医师说：

　　很多寡妇在年老时得了骨质疏松症，却不是因为缺乏钙质。这是因为她们不必再为丈夫做饭之后，就开始常吃点心，没有吃营养均衡的正餐。骨质疏松症是因为缺乏维生素 D，没有维生素 D，身体就无法利用钙质。想摄取维生素 D，就要晒太阳、吃肉、蔬菜和鳕鱼。

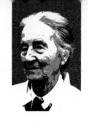

脂肪

　　要避免用肥油和高胆固醇的油做菜，只用少量的植物油来调味即可，甚至加点培根煮豆子、汤或叶菜也无妨，重点是适量。以前的人在日常生活中有固定劳动的机会，就算饮食中摄取较多的脂肪，仍然可以维持健康，因为吃下去的热量会燃烧掉。今天的人太少动，不能摄取这么多脂肪。

吃饭时间

　　两餐之间应该间隔5个半小时，让胃可以清空。如果孩子整天都在吃点心，胃就无法清空。除了糖分以外，胃无法排出未消化的食物，这样身体就无法利用吃进去的营养，人会一直感到饥饿，可能也会有啤酒肚。两餐之间，就算是再有营养的点心都不应该吃。

　　吃饭时间应该愉快，跟家人一起坐下边吃边聊聊那天发生的事。一起吃晚餐最容易拉近彼此的距离，共同学习和成长，讨论属灵的真理和原则。

　　可惜有越来越多的家庭不再经常一起用餐，没有什么能够取代全家一起吃饭时，那种拉近彼此感情、一同学习和欢笑的经历。当家人忙到不能一起吃饭时，应该重新安排自己的优先级和时间表。

　　吃饭时间最好不要讨论食物（喜欢吃什么、不喜欢吃什么）。你不用问孩子想吃什么或不想吃什么，你不是接受点餐的厨师。每种食物都取适当的分量放在餐盘上，然后放在孩子面前。如果有某种食物，所有的孩子都特别不喜欢，就用有类似营养价值的食物来取代，比如用西蓝花来取代球芽甘蓝，或者胡萝卜改成生吃，不要用煮的。

　　丹玛医师说：

　　　　绝对不要跟你的先生说："不用给小琪豆子啦，她不会吃的。"如果你在孩子面前说这种话，她一定从此不再吃那样东西。孩子的想法是会受到影响的。如果孩子不知道这些，就不会挑食。孩子一旦发现挑食会把家里搞得鸡飞狗跳，就会继续挑食。

　　　　我曾经有个小病人，他什么都不吃，只吃玉米面包。他的母亲就去买一些婴儿食品，把四季豆泥和肉泥放进玉米面包里面，然后拿给孩子吃。孩子吃了，而且吃得津津有味。

　　忙碌的母亲应该把做饭的重心，放在简单和营养这两方面。煮晚餐时，可以多煮一些分量，留一些当隔天的午餐吃，这没什么不对。

　　你不必每天晚上都煮大餐，常常吃相同的简单正餐没什么不对。这样做比较不花时间，比较经济实惠，也通常比较健康。吃大餐应该保留给特殊的节日。

　　我们家孩子小的时候，每逢过节就是吃大餐的时候。我的婆婆是黎巴嫩裔，厨艺精湛，我们每次到爷爷奶奶家过节，通常会有一顿美味的中东大餐等着我们。在这种场合，我会鼓励孩子盛装打扮，特别注意餐桌礼仪，饭后要帮忙清理，离开前一定要谢谢爷爷奶奶的招待。

　　每次到爷爷奶奶家吃大餐，开始和结束的时候大家都会亲个不停和抱个不停。我永远难忘那个情景，几个小萝卜头围坐在摆好瓷盘和蜡烛的餐桌旁，女孩穿着漂亮的洋装，男孩穿着小西装，还打着领结。

　　小杰茜卡承袭了奶奶对布置和时尚的爱好，她也喜欢做甜点。有一次我称赞她做的甜点很好吃，她微笑着回答说："对啊，妈咪，这甜点很好吃。我和奶奶都有敏锐的味蕾！"

　　丹玛医师说：

　　　　你的曾祖母黎明即起，帮家人准备早餐。那个时代没有冰箱，吃完早餐后，每个人都要等到午餐时间才会再吃东西，晚餐也是一样。老一辈的人，如果从小只吃三餐、不吃点心，就会在养老院活很长的时间。他们身体健康，寿命很长。今天的人，整天都在吃东西，结果孩子贫血，心智无法得到充分的发展。有许多母亲告诉我，说她们家早上都不吃早餐。我无法想象孩子起床后，没有和爸妈一起吃早餐就出门上学。早餐是一天当中最重要的一餐。

菜单范例

早餐(应该有蛋白质和淀粉)

·水煮蛋、燕麦片

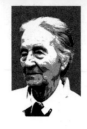

·法国吐司加蜂蜜

·煎蛋、烤吐司、香蕉

做法国吐司最好不要用牛奶。把一片全麦吐司放在浅盘上，蛋打好后，倒在吐司上。让吐司吸饱蛋汁，然后用一点植物性奶油，把两面煎一煎。

午餐(应该有蛋白质、淀粉和蔬菜)

·鸡肉三明治、生菜沙拉、苹果

·米豆、糙米、卷心菜

·蔬菜扁豆汤、松饼

晚餐(应该有蛋白质、淀粉和蔬菜)

·瘦牛肉、马铃薯、西蓝花

·烤豆子、玉米面包、栉瓜

·炖牛肉、水果沙拉

★在每天营养均衡的饮食中，水果是最不重要的一种食物。

丹玛医师说：

　　有一次我去参加一个医学会议，跟一个年轻的小儿科医师闲聊时，我说小儿科医师最重要的职责，应该是教那些做母亲的，如何照顾孩子的生活起居和饮食。我强调说，教母亲好好照顾孩子的健康，比光开药要好多了。

　　这个年轻医生听了，竟然摊开双手回答说："教这个又不能赚钱！"

　　也许带小孩子去看兽医比较好，兽医都很重视他们病人的营养，也很清楚食物是最重要的一环。

一道菜料理

　　我们家常吃"一道菜料理"（One-dish Meals），这种料理很好准备，也容易吃，里面有各种必需的营养。以下几个食谱是我们家的最爱，也是丹玛医师十分肯定的。

炖牛肉

材料：

　　1 斤半牛肉，切成一寸大小的方块

　　5 根胡萝卜，切片

　　1 个大洋葱，切块

　　3 根西芹，切片

　　2 到 3 个马铃薯，切块

　　罐头西红柿 800 克（可用等量的新鲜西红柿）

　　1 瓣蒜头，压扁

　　2 片月桂叶（bay leaf）

　　适量的盐和黑胡椒

做法：

把上述材料全部放进慢炖锅①，然后慢炖一天。

黎巴嫩风味炖豆(可用四季豆、豌豆或皇帝豆)

材料一：两个中等大小的洋葱

材料二：

　　罐头西红柿约 800 克（可用等量的新鲜西红柿）

　　罐头四季豆约 800 克（可用等量的新鲜豆子）

　　4 茶匙鸡汤粉

　　1 或 2 茶匙柠檬胡椒粉

　　1/4 茶匙胡椒粉

做法：

1. 先用橄榄油拌炒洋葱。

2. 加入材料二。

3. 用小火煮到味道均匀混合，蔬菜熟软。

---

① Rival Manufacturing Company . *Rival Crock Pot Cookbook*. Kansas，Missouri：Rival Manufacturing Company.

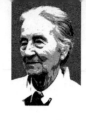

4. 加入吃剩的牛肉块、鸡肉块或一斤弄碎的豆腐。

5. 煮好后，配饭一起吃。

哈特奶奶有名的鸡汤

材料一：

　　1 大只鸡

　　14 杯水

　　1 大匙盐

　　1/2 茶匙胡椒

　　1/2 茶匙罗勒（basil）

　　1 片月桂叶（bay leaf）

材料二：

　　6 根中等大小的胡萝卜，切片

　　3 根西芹，切片

　　2 个洋葱，切片

鸡汤做法：

1. 把材料一放进锅中，煮滚后，加盖小火炖煮 1 个半小时。

2. 拿出鸡肉和月桂叶，撇去浮上来的鸡油。

3. 在鸡汤中加入材料二，小火续煮 45 分钟。

4. 一面继续煮鸡汤，一面将鸡肉放凉、去骨，肉切成一口的大小。

5. 鸡汤煮好前 10 分钟，将鸡肉和 3 杯生面条放进鸡汤中一起煮。

6. 洒上 1/4 杯切碎的西芹（也可以不加）[1]。

六层焗烤料理

材料：

　　4 个中等大小的马铃薯，切片

　　2 杯冷冻豌豆或其他冷冻蔬菜

　　2/3 杯生米（西式量杯）

---

① Gloria Repp. *Noodle Soup*. Greenville, SC：BJU Press，1994：28—29.

2 个中等大小的洋葱，切丝

1 斤半绞牛肉，先炒过

2 升罐装西红柿（或新鲜西红柿）

做法：

1. 拿 1 个大烤盆，抹油，将上述材料按顺序一层一层放进烤盆，每层材料上都撒一些盐和胡椒。

2. 最上面撒两大匙红糖（brown sugar）。

3. 放入预热 150 摄氏度（约 300 华氏度）的烤箱，烤 2 个半小时到 3 个小时，直到饭和蔬菜熟了为止[①]。

鸡汤面疙瘩

材料一：

全鸡 1 只（三四斤重）

洋葱切块

1/8 茶匙肉桂粉

材料二：

1 包混合冷冻蔬菜（或等量的新鲜蔬菜）

3 个马铃薯切方块

鸡肉

盐和胡椒

做法：

1. 将材料一放进锅中，加水淹过材料，煮 1 个小时。

2. 拿出鸡肉放凉，去骨。

3. 把浮在鸡汤上面的油撇去（应该可以煮出大约 4 升的鸡高汤）。

4. 把材料二加入鸡高汤，小火煮 25 分钟，直到马铃薯熟软。

5. 把面疙瘩面团*捏小块，丢进蔬菜鸡汤中，开盖煮 10 分钟，再盖上锅盖煮 10 分钟。在炖煮蔬菜时就加进面疙瘩，可以节省烹煮时间。

---

① Doris Janzen Longacre. *More-With-Less Cookbook*. Scottdale，PA：Herald Press，1988：137.

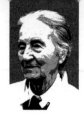

★面疙瘩

材料：

3 大匙酥油或植物性奶油

1 杯半面粉

2 茶匙泡打粉

3/4 茶匙盐

3/4 杯牛奶

做法：

1. 将面粉、泡打粉和盐混合均匀，放进酥油，不断切成小块，直到变成细颗粒状。

2. 加进牛奶，搅拌均匀。

牛肉饭卷饼

材料一：

　1 斤绞牛肉

　1 个小洋葱，切丁

　1 个青椒，切丁

　2 瓣蒜头，压扁

材料二：

　1 茶匙盐

　1 到 2 茶匙墨西哥香料（chili powder）或辣椒粉

　3 茶匙小茴香粉（cumin）

　1 罐 425 克的黑豆（沥干）

　1 罐 400 克的西红柿丁或青辣椒西红柿丁，不用沥干（可以用等量的新鲜西红柿）

做法：

1. 先煮 1 杯糙米（用西式量杯，大约可以煮出 2 杯半的糙米饭）。

2. 另外拿一只锅子拌炒材料一。

3. 把锅中的水倒掉后，加入材料二。

4. 用中火煮大约 5 分钟。

5. 把热腾腾的糙米饭拌入锅中，用汤勺捞起，放在墨西哥薄饼皮上。卷好就可以开动。

完整的豆类料理

我们家常吃豆类料理，一方面经济实惠，一方面也营养。我常用快锅（压力锅）煮豆子，或是用慢炖锅炖上 1 天。米豆和扁豆煮起来比其他豆类软得快。以下是我们家喜欢的几道豆类料理。

★干豆的事前准备工作：

1. 清洗和筛选豆子，挑出畸形或变色的豆子。

2. 把豆子放进锅中，加清水盖过 5 厘米。

3. 煮 2 分钟。

4. 熄火，盖上锅盖，焖 1 个小时或是泡过夜。

5. 把水倒掉，这时豆子已经准备好可以煮了。

注：快锅的烹煮时间请看下列食谱，按照使用手册的说明。

慢炖锅的烹煮时间，不同品牌都不一样。大多数的豆类料理，需要把慢炖锅调到最高温度。

黑豆料理

材料：

450 克的干黑豆，先准备好（见上述的准备工作）

6 杯鸡高汤

1 个洋葱，切块

3 根胡萝卜，切片

1 片月桂叶

1 茶匙奥勒岗叶（oregano）

2 个马铃薯，切块

1/2 茶匙大蒜粉

1/4 茶匙胡椒

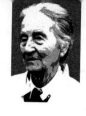

做法：

1. 把上述材料全放进快锅（或慢炖锅），搅拌均匀。

2. 用快锅烹煮时，让锅子维持压力（若是传统式压力锅会嘶嘶地持续喷气）煮 35 分钟，然后自然降压。

3. 上桌前加 3 茶匙柠檬汁①。

鲍曼家的炖米豆料理

材料：

450 克的干米豆，先准备好（见 137 页的准备工作）

1/4 个卷心菜，切丝

800 克罐头西红柿（或等量的新鲜西红柿）

3 个马铃薯，切块

3 根胡萝卜，切丁

1 个洋葱，切片

9 到 10 杯水

2 茶匙盐

1/2 茶匙胡椒

3 大匙橄榄油

1 瓣蒜头，压扁

做法：

1. 把上述材料放进锅中。

2. 可以加入西葫芦和栉瓜片来增添风味。

3. 小火煮 20 分钟。

其他豆类食谱

在下列料理之中，加入一样淀粉食材和一样蔬菜，成为营养完整的一餐。

---

① Recipe on back of *Jack Rabbit Black Turtle Beans*.

米豆料理

材料：

450 克的干米豆，先准备好*（见 137 页的准备工作）

2 茶匙盐

2 大匙油（我们用橄榄油）

做法：

1. 把上述材料放进锅中。

2. 可以加入炒过的洋葱和大蒜来增添风味。

3. 水稍微淹过材料即可。

4. 小火煮 15 到 20 分钟。

5. 搭配饭或全麦面包一起吃。

腰豆（Kidney Beans）料理

材料：

450 克的干腰豆，先准备好*（见 137 页的准备工作）

3 茶匙牛肉高汤粉

800 克罐头西红柿（或等量的新鲜西红柿）

1 个洋葱，切块

1 大匙墨西哥香料（chili powder）或辣椒粉

1/2 茶匙盐

1 杯大豆蛋白（可以不加）

做法：

1. 把上述材料放进快锅（或慢炖锅）中。

2. 若是用快锅，水稍微淹过材料即可（若是用慢炖锅，加 4 杯水）。

3. 把材料搅拌均匀，让快锅维持压力煮 25 分钟。

4. 自然降压。

糖蜜炖豆子

材料：

450 克的北豆（Northern beans），先准备好*（见 137 页的准备工作）

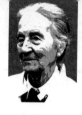
100 克培根丁（或 1/3 杯培根口味的大豆蛋白）

3 大匙红糖（brown sugar）

3 大匙糖蜜（molasses）

1 茶匙盐

1/2 茶匙芥末

1 个洋葱，切块

2 大匙西红柿酱

做法：

1. 把上述材料放进快锅（或慢炖锅）中。

2. 若是用快锅，水稍微淹过材料即可（若是用慢炖锅，加 4 杯水）。

3. 把材料搅拌均匀，让快锅维持压力煮 45 分钟。

4. 自然降压。[①]

炖扁豆

材料：

2 杯扁豆（要清洗和筛选）

8 杯水

1 个洋葱，切块

3 根胡萝卜，切块

1/3 个卷心菜，切块

1 茶匙盐

1/4 茶匙胡椒

2 大匙橄榄油

做法：

1. 把上述材料放进锅中。

2. 煮开后，用小火炖煮 20 到 30 分钟，直到扁豆变软。

3. 搭配玉米面包或全麦面包一起吃，成为营养完整的一餐。

注：有些人担心铝罐装的西红柿可能会有毒性。若有疑虑，可以改用

---

① *Presto Pressure Cooker*. Eau Claire, WI: Johnson Printing, Inc., 1979: 51.

新鲜西红柿、玻璃瓶装西红柿、利乐包装西红柿或是瓶装的西红柿意大利面酱。

Debra Ridings 的全麦面包

材料：

12 杯全麦粒（一半用硬红麦，一半用硬白麦）

2 大匙盐

2 大匙新鲜酵母

1/3 杯麦麸

2/3 杯烹调用油

2/3 杯蜂蜜

1/3 杯卵磷脂

1/4 杯亚麻籽粉

6 杯温水（大约 40 摄氏度）

将 12 杯全麦粒磨成面粉。

烤箱转低温，把搅拌钩（dough hook）安装在面团搅拌机上（我们是用 Magic Mill 品牌的 Grain Master Whisper Mill 磨麦机和 DLX2000 面团搅拌机）。

放 6 杯面粉进面团搅拌机，加入上述材料。打开搅拌机开关，开低速，直到所有的材料都混合均匀。接下来调高搅拌速度，一次加入半杯面粉，等搅拌均匀后再继续加。当搅拌锅的锅壁开始变干净后，就不要再加面粉，继续再搅拌 8 分钟。

在搅拌机揉面团时，另外拿 4 个面包烤盆，先在盆内喷一些油以免粘锅。手上也稍微喷一些，等一下替面团整形时才不会粘手。搅拌机揉完面团后，把面团拿出来，分成 4 份。

面团放进烤盆，把烤盆放进低温烤箱，等候面团发酵膨胀到两倍大（我家的烤箱大约要 33 分钟）。面团开始膨胀后，不要打开烤箱门，否则会塌下去。利用烤箱内的灯光和透明的烤箱门来检查面团发酵的情形。

把烤箱的温度转到 175 摄氏度（约 350 华氏度），烤到面包上面用手指弹起来有中空声为止（我们家的烤箱大约需要 45 分钟）。

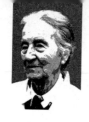
在面包上面涂一些奶油，留在烤盆中放凉，10分钟后拿出烤盆。①

丹玛医师说：

所有的东西原本都是好的，是人把它变坏的。人只爱吃好吃的，只依感觉做事，即使这样做是在找死。

开胃菜这种东西，真的可以帮忙省下一餐。女主人不必为宾客准备太多主菜，因为开胃菜会扼杀客人的胃口。客人只要喝几杯饮料，吃几口开胃菜，女主人就不用担心主菜不够吃。这招真是高明！这样做是一举两得，既可以省食物，又可以危害健康，让医生有办法维持生计。

我一向喜欢到山上骑马，在山上会看见漂亮的杜鹃和月桂树，那些树叶好绿、好美。为什么马不会去吃那些树叶呢？因为那些树叶有毒。马绝对不会去碰那些树叶，它会吃草、吃荆棘。但是人呢，会想吃一口看看，他会说："我一定得尝尝这些漂亮的绿叶。"

固定作息

孩童需要规律作息带来的安全感，每天应该有固定的时间吃饭、午睡、工作、玩耍和上床睡觉。我们的造物主设计了一个井然有序的宇宙，春天总是跟在冬天之后，过了晚上，一定是白天。连动物都会凭本能有规律的作息，人类若能这样做，就是有智慧。人若有规律的作息，身体会运作得最好，从长远来看，也会更有生产力。

如果全家都能遵行固定的作息，家里就会很安宁。如果孩童每天都在同一个时间睡午觉，时间到了就不会抗议。父母若能够贯彻定时吃饭、在适当的时间上床睡觉的家庭作息，全家都会比较快乐和健康。我们有没有"为自己的脚，把道路修直了"？只要持续在固定的时间吃饭和睡觉，就可以避开许多头痛、腹痛和脾气暴躁的情况。

作息时间表不是完全不能变通，有许多事会打断生活步调，有时也会

---

① Debra Ridings. *Feeding the Shepherd's Flocks*. Kearney, NE: Morris Press, 1999: 6.

有紧急状况出现，比如吃饭时间若有朋友临时来访，可不能怠慢客人；而宝宝生病也不会挑时间。不过，如果家庭已经养成一套基本的好习惯，即使生活步调偶尔被打断，也不至于彻底破坏作息。当干扰的事或状况过去之后，生活秩序很快就能恢复。

订全家的作息时间时，最好能配合爸爸的工作时间。

丹玛医师建议下列的作息时间：

6:00 a. m.	起床
7:00 a. m.	早餐
9:00 a. m.	宝宝小睡
12:30 p. m.	午餐
6:00 p. m.	晚餐，晚餐后宝宝就上床睡觉

上述作息时间稍作调整之后，很适合我们家：

6:00 a. m.	爸妈起床
6:30 a. m.	孩子起床
7:00 a. m.	早餐
	做家事
10:00 a. m.—1:00 p. m.	在家教育、宝宝小睡
1:00 p. m.	午餐，玩耍时间
4:00 p. m.	**准备晚餐**
6:00 p. m.	晚上的家事（全家一起做）
6:30 p. m.	晚餐
7:00 p. m.	洗澡，较小的孩子上床睡觉
9:00—10:00 p. m.	较大的孩子上床睡觉

睡眠

"你们清晨早起，夜晚安歇，吃劳碌得来的饭，本是枉然；唯有耶和华所亲爱的，必叫他安然睡觉。"

造物主叫我们要休息，我们需要在礼拜天休息，需要维持良好的睡眠习惯。如果我们的身体得不到足够的休息，必然会尝到一些恶果：疲

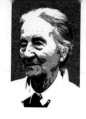

倦、沮丧、脾气暴躁、容易生病、灰心、焦虑等。当年先知以赛亚感到害怕和灰心，上天首先纾解他身心的疲惫，之后再用言语鼓励他、引导他。

孩子的身体会在睡觉时发育，他们需要不被打断的长时间睡眠，才能充分发挥生长的潜力。若没有充足的睡眠，孩子清醒的时候，学习效果就不佳。不过，凡事都要适可而止，有些人很容易睡太久。每个人需要的睡眠时数都不同，要留意每个孩子的需要。

平均需要的睡眠时数

新生儿：20 个小时

3 个月大：16 个小时

2 岁 ：12 个小时

6 岁 ：12 个小时

青少年：8 个小时

成人：8 个小时

丹玛医师说：

今天的青少年普遍睡得不够，好的睡眠习惯必须从出生后开始养成，孩子渐渐长大后，不该被家中或外面的事诱惑到影响睡眠。今天的孩子从小就知道对收音机、电视、电脑游戏、网络、电影、童子军活动、社团活动或运动感兴趣，以至于无法得到所需的睡眠时间。他们看见父母熬夜，就觉得父母也不该叫他们睡觉。

我们做父母的也许会说自己不必睡那么多了，但这样讲是错的。想要身体的运作达到最佳的状态，就必须睡觉，而且应该尽量在晚上睡觉，至少 8 个小时。现代人也许不再认为晚上是休息时间，因为夜生活太吸引人了，但是父母若希望孩子拥有最健康的身体，就应该教导孩子睡眠的重要性。①

---

① Leila Daughtry Denmark, MD. *Every Child Should Have a Chance*. Atlanta, GA, 1971: 157.

我有时候忍不住会觉得，爱迪生的发明对我们家没好处。在电灯尚未发明之前，大家应该比较容易得到充足的睡眠！

丹玛医师还记得她小的时候，每天吃完晚餐、洗过碗之后，母亲会点亮一盏大油灯，放在长桌正中央，然后协助孩子做功课。等功课都做完了，熄了油灯，小孩就上床睡觉。

以前我们家孩子还小的时候，都是吃过晚饭后不久就上床睡觉。现在他们大了，家里晚上变得很热闹。吃完晚饭，大部分的家事和功课都做完后，好戏就登场了：聊天、笑声、讲趣事、听音乐。这段时间大家都很开心，但我会提醒他们，每个人仍需要充足的睡眠（尤其是最小的弟弟和妹妹）。发明了电灯泡，不表示就不用睡觉了。

阳光与运动

鼓励孩子多在户外玩耍。婴儿满 2 周大以后，每天都要带他到户外晒 5~10 分钟太阳。但我们都知道，过度暴晒在紫外线下对皮肤有害，所以要注意别让孩子晒太多太阳。丹玛医师建议，在大太阳下可以给孩子戴帽子和穿长袖，而不是擦防晒乳。

丹玛医师说：

  1928 年我搬来亚特兰大时，有许多人患了软骨病（rickets），这是因为城市中笼罩着一层烟雾。烧煤炭的火车不断排放烟雾，家里的煤灯一直开着，到了上午 10 点，吸进去的烟就会让鼻子下面形成一道黑胡子。孩子的手脚都是弯的，他们可以从炼乳中摄取许多钙质，却还是罹患软骨病，这是因为皮肤没有晒太阳。千万不要做日光浴，尤其是白皮肤的人。不过，我们确实需要晒一些太阳，好得到充足的维生素 D。

可以利用一些基本的玩具来鼓励孩子多动，比如球、跳绳、脚踏车和溜冰鞋等。只要有机会，健康的孩子大多会自己得到所需的运动。不过有些孩子天生好静，需要多给他一点鼓励。父母可以发挥创意，想些点子

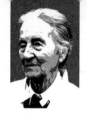

鼓励好静的孩子多动，比如可以在户外弄个游戏屋、带宠物运动或是上足球课等。不过要注意别让孩子的体育活动主宰家庭生活。

守护儿女的健康

在疫苗和抗生素尚未发明的年代，婴儿的死亡率，每 1000 个婴儿就有 162.4 个死亡（1900 年）。[1] 我的曾祖母无时无刻不在担心宝宝的健康，从她写给自己母亲的信件中，可以看出她很注意保护宝宝的健康。她会保护宝宝不要受寒，总是挂心让宝宝呼吸到足够的新鲜空气，晒足够的太阳，也会保护宝宝别接触到病菌。她特别注意宝宝的饮食，也会确定宝宝有充足的睡眠。如果孩子生病了，她会无微不至地守护他，直到完全康复。实在是因为风险太大，不得不这样小心，当时生重病十分常见，婴儿的墓碑也十分常见。

现代医药出现之后，婴儿的死亡率大幅降低，到 1991 年时，死亡率已降到 8.9‰[2]，真是奇迹！但是做母亲的，变得没有危机意识，不再像从前的母亲那样小心翼翼，很多家庭不再特别注意孩子要得到充分的休息、营养、阳光和呵护，可是这样的松懈会危害到孩子一生的健康。想要孩子在身心方面都充分发挥潜力，就必须透过良好的健康习惯，来养成强壮的身体，这样的身体是一生到老健康的本钱。

婴儿和幼童以惊人的速度成长，疾病会中断孩童的生长。当孩子生病的时候，父母要好好照顾他们直到痊愈，别急着带他们去公共场所。要让孩子待在家里安静休息，给他们机会痊愈。

你的孩子在生病发烧吗？那就给他泡个温水澡，穿上干净的睡衣，换条干净的床单，给他一本特别的书阅读，或是找个特别的游戏给他玩，但务必要让他休息。应该等孩子连续两个晚上都没有发烧后，才恢复正常的活动，这样做对他最好，也对其他接触到他的孩子最好。如果是肠胃方面

---

[1] Government Printing Office. *Historical Statistics of the United States*：*Colonial Times to 1970.* Washington, D. C., 1975.

[2] U. S. Department of Commerce. *Statistical Abstracts of the United States.* Washington, D. C., 1994.

的问题，好了之后，头几天应该吃些容易消化的食物。如果是流行性感冒，好了之后，应该一个礼拜不要去公共场所，等他的免疫力恢复正常。

生病可以拉近家人之间的距离，给父母机会向孩子表现关爱，增加孩子的安全感。要记住，我们是在为未来的身体存本钱。

想到我小时候生病时，母亲对我的细心照顾，就让我很感恩。她会给我泡热水澡，帮我换干净的床单，让我静养，给我健康的食物，还说一些话鼓励我。我当然很讨厌打针吃药，往往不想配合，但我内心深处知道，这些都是为我好。知道自己受到细心的照顾，心里就觉得很安慰。

丹玛医师说：

想要孩子健健康康的，最重要的是：好的饮食、好的作息时间，以及别让他们接触到生病的孩子。

第十二章　需要什么？

有个星期一的早上，我瞄了一下日程表，神经立刻紧绷起来！那个礼拜的行程满档，有医生的约诊，有钢琴课，有晚上的聚会，有排演活动，还有一个生日派对。礼拜天聚会之后的喜乐，很快就烟消云散。

孩子看见我在看日程表，以为刚好可以跟我们讲他们的需要，就全都七嘴八舌地说了起来。

"我需要一双新球鞋。今天可以去买吗？"

"蕾贝卡礼拜五晚上可以来我们家过夜吗？"

"你答应带我们去湖边，什么时候要去啊？"

我紧绷的神经终于断裂，我大叫："安静！回你们的房间去，把房间整理好！现在就去！"这时一片死寂，孩子的脸上带着受伤的表情。我心里默默祈祷着："求你饶恕我发脾气。孩子的需要这么多，我好累，求你帮助我。"这时，我想到一段话，它在责备我这颗不平静的心。

"马大！马大！你为许多的事思虑烦扰，但是不可少的只有一件；马利亚已经选择那上好的福分，是不能夺去的。"

我们必须理清自己的优先级，就算是好东西和有益的活动，也许此刻并不是最重要的。

赫梅尔（Charles E. Hummel）写过一段很有智慧的话，他说："并不是上天不断把重担压在我们身上，直到我们得胃溃疡、精神崩溃、心脏病或中风。我们会有这些问题，是因为内在的冲动，加上外在处境的压力造成的。"他说千万不要"让紧急的事挤掉重要的事"。①我通常得提醒自己，上天会给他儿女足够的时间和力气，去完成他每天要他们完成的工作。

伯大尼的马大，整天为了她认为重要的事忙得团团转，而她的妹妹马利亚，看出那一刻什么事最重要，因此想想马利亚的榜样。在非常忙碌的日常生活中，我们是不是在做一些重要的事？

在这个疯狂追求娱乐的时代，有些人把孩子当成玩具看待，刚开始宠溺孩子、以孩子为乐，等到新手父母的新鲜感消失了，或是教养工作开始变得困难，就开始忽略孩子。没错，孩子是可以很好玩，但上天给我们孩子，绝不是为了给我们消遣娱乐或是丰富我们个人的生命。孩子是活生生的人，养育孩子是很神圣的管家工作。我们做父母的，在追求自己的渴望时，有没有忽略了儿女？在满足孩子的欲望时，我们有没有忽略孩子真正的需要？

孩子除了需要健康，需要母亲的陪伴，还绝对需要什么呢？我们社会上的孩子，拥有金钱买得到的各种享乐，但是有许多绝对重要的事却被忽略了，而那些事是需要时间、爱和管教才能得到。

以下讨论的主题范围并不完整，我也不敢自称是那些主题的权威，但如同丹玛医师当初鼓励我的，我也要鼓励每个阅读本书的妈妈，要定期重新理清自己的优先级，想清楚自己的孩子需要什么。最好不要拿自己的家庭跟邻居的家庭比较，也不要顺从于孩子的欲望。运用智慧来观察你的孩子，了解孩子的个别需求，并寻求权威教养原则的指引，去决定什么才是

---

① Charles Hummel. *Tyranny of the Urgent*. Downers Grove, IL: InterVarsity Press, 1967.

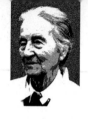

对孩子真正重要的健全发展，并且学会做个负责的母亲。不负责的母亲，不能真正去爱孩子。

做母亲最重要的，不就是分辨孩子真正的需要吗？然后牺牲奉献自己，来满足孩子的这些需要。此外，在做母亲的同时，我们会不会也发现自己真正的需要呢？

丹玛医师说：

每次我们向父亲要什么东西，他的反应都很高明。他会建议我们先研究3个礼拜，再看看是不是仍然想要那样东西。10次有9次，我们会对那样东西失去兴趣。想到我过去喜欢过的男孩子，他们虽然都不错，但假如我真的嫁给其中一个，今天会怎样呢？恐怕我这辈子就毁了！假如上天对我们有求必应，结果会怎样？有些我们想要的东西，对我们并无好处。我们不能想要什么就一定要得到什么。

耐心、耐心、耐心……做母亲的需要非常有耐心，也要懂得圆滑。每个人都会给意见（大人和小孩都一样），对这些意见，做母亲的应该洗耳恭听，然后按照自己觉得最好的方式去做。

顺服

孩子有一个很基本的需要，就是需要被训练懂得顺服，孩子需要从小就学会顺服他人生中的权柄。懂得顺服的孩子通常比较快乐，比较不容易沮丧，比较有自制力，跟顺服的孩子在一起很愉快。

详细探讨如何训练孩子顺服，不在本章的讨论范围内，但我会谈谈几个基本的原则。

父母应该对自己的权柄有自信，因为这是上天亲自分派的权柄，"你们作儿女的，要听从父母，这是理所当然的。要孝敬父母，使你得福，在世长寿。这是第一条带应许的诫命。"

当然，人的权柄都有极限，父母在训练孩子顺服的过程中，绝不能在身体或心理上虐待孩子，也不能要求孩子做不道德的事。从另一方面来说，父母不必因为扮演坚定、权威的角色而感到歉意，也不必担心坚持要孩子顺服会伤害孩子的心灵，使孩子无法成熟、无法自己做决定。相反的，父母用爱、自信、一致和节制的态度来行使权柄，可以建立孩子的安全感和成熟度，也会给家里带来安宁。

父母应该要求孩子用愉快的态度立即顺服，跟幼儿讲道理或是劝幼儿顺服是错误的做法。幼儿没有成熟的推理能力，父母把自己当成律师，把幼儿当成法官，在幼儿面前辩论，这样做很不恰当。想用道理说服幼儿顺服，并不是在行使权柄，反而是把权柄交给幼儿，这可能会助长孩子的骄傲。

杰瑞·怀特（Jerry White）是个有智慧的教育家和心理辅导师，他曾经写道："……如果你叫孩子去做什么事，都必须讲好几遍，而且通常要等你的语气开始严厉起来，孩子才会照着去做，你就得承认，孩子其实并不顺服你。孩子照自己的意思去顺服，就等于不顺服，也表示他内心反抗你的权柄。你若想要一个有安全感的孩子，就要教导并要求孩子毫不迟疑地尊敬父母、顺服父母，当然前提是你按照真理在教导、建立孩子言行举止的准则。这样做是在预备和装备孩子……"

"做父母的必须知道，只教导（给指示）而不训练（要求顺服教导），根本就没有用，还没开始就已经注定要失败，结果只会让你感到挫折，而孩子在成长的过程中，也会感到挫折，越来越没有安全感。父母若不明白这一点，会因此激怒孩子。从孩子还小（6个月大）就必须要求他学习顺服你，不管他明不明白你为什么这样要求。孩子不管明不明白父母的要求，都应该顺服，这里谈到的原则，就在箴言3章4—6节。"[1]

注：等孩子渐渐长大、成熟了，对父母也表现出尊敬和顺服的态度，当然就可以，也应该和孩子讨论你为什么有这些要求。

丹玛医师说：

教导孩子明白爱的含义，有时是个痛苦的过程。我们必须看着孩子想要一些对他们不好的东西，却不能给他们；我们必须看着孩子因为犯错而受罚，却不能为处罚他们而道歉。真正爱孩子的父

---

[1] Reverend Jerry White. *Training Children in Preparation for Godliness*.

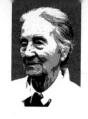

母，不会因为孩子不断央求，就把对孩子不好的东西给他。没有安全感的孩子知道可以用哭闹或发脾气的方式来得到想要的东西。①

假如小孩子想在厨房帮母亲的忙，却不小心打破母亲最心爱的杯子，母亲不该大声骂他或处罚他，而应该对他说，这是妈妈最心爱的杯子，现在打破了，以后没得用了。她应该告诉孩子，当他帮忙时，东西要拿好，才不会掉到地上。这样孩子就会学到功课，不会在努力之后感到泄气。

如果这个小男孩发脾气，拿起杯子摔到地上，母亲应该拿出经得起时间考验的管教法宝，在小腿打一下是最好的做法。母亲不该因为管教孩子而感到抱歉，我们处罚孩子是因为爱他，希望他得到正确的训练……养育孩子是世上最烦人、最吃力的工作，而且没有人能够取代母亲。②

教导和训练孩子

父母要以身作则，为孩子活出良好的生活方式，在共同生活中教导他们。现代社会充斥着乱七八糟、放荡，非常随便而且以自我为中心的生活态度，这种不该有的生活方式，我们的孩子看得很多。在商店里的收银台、电脑里、电视屏幕上，名人微笑的画面无所不在。我们要帮助孩子看见事实，在这些迷人的微笑背后，是痛苦和毁灭的生活方式。

要帮助孩子明白，为什么必须远离社会的常态，应该怎么远离，而且有时候必须愿意独自捍卫真理。遇到挑战时、需要做决定时、坐在晚餐桌上时、开车时、买东西时、庆祝成就时、面对失望时、工作和玩耍时，时时刻刻都要教导孩子。

以实际的例子教导孩子，如何活出自律的生活，如何穿着打扮端庄得体，如何有礼貌地和人互动。父母要以身作则，向孩子示范良好的餐桌礼

---

① Leila Daughtry Denmark, MD. *Every Child Should Have a Chance*. Atlanta, GA, 1971: 152.

② Leila Daughtry Denmark, MD. *Every Child Should Have a Chance*. Atlanta, GA, 1971: 100, 151.

仪、健康的习惯、在生活中关怀和帮助别人。

体贴别人这种事，不是自然就会，也不是光看好榜样就能学会。大人需要用言语仔细教导孩子，如何对陌生人、朋友和有权柄的人（包括父母）有礼貌。

最好能够把握机会教育，如果孩子发问，对某件事表示兴趣，就比较容易学会。

我们没有一个人是完美的，要坦白承认自己并非每次都能做到。当你没做到时，要请求孩子原谅你、父母若是诚实谦卑，孩子大多会立刻原谅。

> 丹玛医师说：
>
> 　　我们今天常听到父母降低身段，把自己跟孩子放在同样的地位。我们的孩子并不希望父母降低自己的地位，孩子要我们做大人，做他们能够景仰尊敬的大人。孩子有别的同龄孩子一起玩人生游戏，他们要父母做完美大人的好榜样。如果有个小女孩想表现得像淑女，她会用母亲做榜样，而这位母亲若期待女儿是什么样子，自己就应该以身作则活出那个样子……很多母亲对孩子有期待，自己却没有以身作则，所以女儿永远无法表现得像淑女，因为母亲没有淑女的样子。有太多的母亲在穿着、谈话、争吵、争论和行为上，都跟小孩子一样。[1]
>
> 　　有个男人曾经问我该如何纠正他三个顽劣的孩子。孩子的母亲因为抽烟，牙齿都变成咖啡色，当她微笑露出牙齿时，嘴巴看起来就像个大黑洞，而孩子的父亲样子更糟。我心想："假如我有一匹公马，样子跟那个男人一样，还有一匹母马，样子跟那个母亲一样，我就不会期待这两匹马生出的小马，能够成为一流的赛马!"

很多孩子对自己的选择表现得十分有自信，他们很清楚自己需要什么，很清楚什么对自己最好。假如你对自己的判断不太有把握，听见孩子

---

[1] Leila Daughtry Denmark, MD. *Every Child Should Have a Chance*. Atlanta, GA, 1971: 126—127.

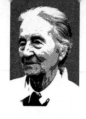

说话那样信心满满，决心就会很容易动摇。孩子最擅长游说别人来做他们想做的事，但是孩子其实不太会分辨什么对自己最好。你10岁的孩子真的必须熬夜到半夜吗？孩子真的需要吃那包糖果吗？你处于青少年时期的孩子真的一定得参加那个聚会吗？

父母不该被孩子或别的父母操纵，以至于心里因罪恶感而屈服。父母需要学习教养孩子的智慧，去引导孩子才对。"这种食物对你的身体最有益处。""那场活动会危害你的灵命成长。""不行，我们不看那部电影。"你的孩子需要你的引导和榜样，虽然他们不太愿意承认这一点。

> 丹玛医师说：
>
> 假设有人带一个外地人来亚特兰大，在市中心放他下车，没给他地图，也没告诉他方向，就叫他自己找路回家。他会走哪一条路呢？那里有十几个十字路口，有一百条不同的路线可走。
>
> 孩子若知道家在哪里，就会知道日子该怎么过。我小时候在家里待到8岁，母亲才送我去上学。我是我们家的人，我知道我们家的人怎么过日子，我找得到回家的路。假如我幼年时期是待在托婴中心，就会看见许多不同的生活方式。在托婴中心的小孩，就好像被放在市中心，不知道怎么回家。

爸爸

做一个忠心的配偶，向我们的邻居和孩子，展示出一个好爸爸形象；要努力以身作则，顺服丈夫、尊敬丈夫。当孩子看见你对丈夫的耐心和尊敬，就比较会用这样的态度来对待你。

> 丹玛医师说：
>
> 要好好经营和配偶之间的关系。你的孩子永远只有一个父亲，没有人能取代他的爸爸。父母之间谈话应该投机，互相尊重。做母亲的要记住，丈夫跟你一样，也有权利发表自己的意见。
>
> 我印象中完全不记得父母曾经争吵过，他们两人感情融洽，为

家中带来安全感和幸福感。因为看见父母的榜样，我们就学会彼此和谐相处。

做母亲的，应该尽力为丈夫和孩子，营造一个愉快的家庭环境。我以前在中央长老教会诊所义诊，有一天，有个女人来到我的办公室。她住在贫民窟，身上衣服破烂，嘴角还残留着烟草渣。她的两名幼女，样子跟她差不多，只是嘴角没有烟草渣。她对我说："丹玛医师，我好担心。我的男人不再按时回家了，我很确定他一定是在外面喝酒和胡搞。"我只看了她一眼，就可以猜出她的丈夫为什么不想回家。

我没有给她药物（诊所提供免费药物），看来最好的办法是帮助她改变生活方式。我说："琼斯太太，我们用两个月的时间来试试这个办法。你回家后，去找块肥皂，把家里打扫干净，你自己和两个女儿都洗个澡，把你和女儿的头发都上卷子卷一卷。在饭桌上铺一块干净的布或干净的纸（能找到什么就用什么），利用手边有的食材，尽可能煮好吃一点，一天煮三餐，饭后把碗盘洗干净。试两个月，然后看看会怎样。两个月后，她兴高采烈地来告诉我好消息："丹玛医师，我这辈子还没看过有哪个男人可以改变这么多！"

回到基本面

从前的女人，会以能够照顾好家人基本的需要而自豪，给家人干净的衣服、干净的房子和营养丰富的食物。我们也应该为同样的事感到喜乐。

你是不是因为外务繁忙，让孩子整天吃快餐和即食食品？孩子的床单干净吗？孩子有没有学会怎么整理房间？女儿的头发有没有梳整齐？儿子需要剪头发了吗？家中的新生儿有没有得到足够的安静时间？更重要的是，家人有没有一起相聚的时间？

有些女人在料理基本家务之余，还能够同时忙好几件事。你必须实际衡量自己的能力和责任，不管能力大小，你都要知足常乐。财务、精力、组织能力、有几个孩子、孩子几岁、丈夫的支持等因素，会决定我们一次只能忙一件事或同时可以忙很多事。

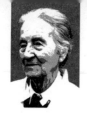

如果基本的需要没有照顾好，你也许需要放下其他的事务，你必须知足，你的家中才会有安宁。能够成功管理家中的各样责任，这是很伟大的成就，不该被轻看，这样的人理当受到恭贺和鼓励。当母亲无法尽到她最主要的责任时，生活很快就会变得乱七八糟，婚姻关系也会感受到压力。我要劝做母亲的，尤其是孩子还小的母亲，委身外务之前，千万要考虑清楚。如果母亲想把家照顾好，最好减少开车、上网和打电话聊天的时间。电视当然也要关掉，这应该不必由我来说吧？

丹玛医师说：

孩子的成长环境若是充满困惑和不确定，缺乏系统，没有良好的规划，那他将来活得快乐、有意义、有生产力的概率就会减少。在混乱家庭中长大的孩子，比起在有秩序、干净、有良好系统的家中长大的孩子，比较不能清楚的思考……维持一个家就是在维持一种生活。[1]

我的理念是，如果母亲管理家庭的态度，就像男人管理事业那样，那她就会成功。建造孩子是世上最大的事业。[2]

时间

我们这一代已经忘了怎么生活，很多人迫切想要抓住人生，却反而在虚掷人生。我们拉着孩子一起忙得团团转，急着要给孩子受最好的教育，体验最好的社会经验。

千万别忘了，孩子（尤其是幼儿）需要有时间思考、观察大自然和放轻松。缩在角落里看书、吃东西、让食物消化、向愿意聆听的人发问，这些都有助于他们每天的成长，也都需要花时间。做母亲的你，要放慢脚步，学习享受单纯的乐趣，比如带孩子到附近散散步，读个有趣的故事给

---

① Leila Daughtry Denmark, MD. *Every Child Should Have a Chance*. Atlanta, GA, 1971: 162—163.

② Leila Daughtry Denmark, MD. *Every Child Should Have a Chance*. Atlanta, GA, 1971: 100, 66.

孩子听，让孩子帮忙准备礼拜五晚餐后要吃的特别甜点，或是在旁边看着你准备。不要把自己困住了，买太多的东西，或是让孩子投入太多时间去做一些事（时间是更有价值的商品）。这两种情况都会带来庞大的压力，这是我亲身的经验。要记住，你若悠闲地把时间投资在孩子身上，将来的回报将远超过任何金钱投资的回报。

> 丹玛医师说：
>
> 　　我不记得我看过母亲匆匆忙忙的样子，也没看过她大声向孩子说话。她从来不会让我们觉得，我们害她每天累得半死，我从未听她说过："你们这些孩子真把我累坏了！"
>
> 　　她怎么有办法这么耐心地照顾 12 个孩子？如果你来过我的办公室，你会纳闷为什么我可以这么冷静。两边的候诊室都是婴儿的哭声，还有妈妈的打骂声。我其实可以很生气，可以对那些父母发脾气说："你若不照我的吩咐去做，就不要再来了。"
>
> 　　我想我母亲的处理方式，就跟我一样，她有自制力。你若没有自制力，最好赶快培养自制力。母亲若对孩子大声嚷嚷，孩子也会大声嚷嚷。母亲若打孩子耳光，孩子也会学她的样子。有些人会问我："丹玛医师，为什么我的孩子这么坏？"
>
> 　　我都回答说："你回去照镜子就知道。龙生龙，凤生凤，老鼠的儿子会打洞。"

过多的外务，其实可能让人感到不满足。我们发现，限制活动的数量，反而使我们的孩子对家庭生活更知足。当他们有机会在外面做一些特别的事时，会更享受，也更珍惜。

妈妈常常会忙着开车接送孩子去不同的地方，结果忽略了一些重要的训练，没有时间跟孩子谈态度不好的问题，没有时间要求孩子把房间整理干净，也没有时间教孩子彼此之间要相亲相爱。妈妈的注意力都放在急着载孩子去参加下一个活动。

如果孩子抱怨无聊，不要就以为他需要额外的刺激，需要多参加一些外面的活动，或是需要更高级的玩具。也千万别打开电视，或让他玩电脑

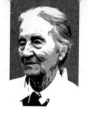

游戏。电脑游戏和电视很容易榨干他创造的精力，缩短注意力的持续时间，让他太兴奋或不满足。相反的，你应该给他一些手工工具，给他种子去播种，给他可以做东西的玩具，给他一卷胶带和一个纸箱，给他毯子和椅子做个很棒的帐篷。孩子若是坐不住，反而可以刺激他的创意和生产力。

丹玛医师说：

> 课外活动很好，但不该妨碍到与家人的关系。我支持体育活动，但很多参加体育活动的孩子，不能跟家人一起吃晚饭。我认识一个小女孩，太多的活动差点毁了她。她必须上小提琴课、风琴课和舞蹈课。她从来没有机会玩或是在家里安静一段时间。她没有时间去她的房间发挥创意。

> 每个人都要有时间做他想做的事，我们需要分析一下自己的心态，问问自己："我是没有时间去做这件事，还是不想花时间去做这件事？"如果是我们必须做的，那就是工作。如果是我们想做的，那就是玩。

青少年和时间

幼小的孩子需要有时间安静、思考和发挥创意，而正经历荷尔蒙变化的青少年，则需要保持忙碌。对青少年来说，闲着没事干很容易出问题。孩子在青少年时期的坏行为，对他的未来可能会造成永久性的伤害。青少年若能够多从事有益身心的活动，就可以避掉许多沮丧、挫折、荒唐和不健康的念头。忙碌不见得要忙乱，但要让青少年孩子多参与家事，做一些有挑战性的事，参加小区服务，阅读能启发人心的书籍，或是在家族事业中帮忙。要帮助孩子往正面的兴趣发展，透过工作和责任去发现他们的长处和短处。

别忘了要花很多时间和青少年孩子交谈，这一点很重要，再怎么强调都不为过。你必须了解他们的内心，知道他们在想什么，而他们也必须了解为什么你有那些信念，为什么你持守那些标准。要和青少年孩子谈经验、谈人际关系、谈学业、谈时事、谈感受、谈志向、谈挣扎，只要是对他们重要的事，都要谈。

丹玛医师说：

青少年时期就像女人经历更年期一样，有许多荷尔蒙的变化，但你必须熬过去。如果女人在更年期期间能够保持忙碌，别服用雌激素，别吃很多女人吃的那些乱七八糟的东西，少去看医生，状况就会好多了。更年期最终会过去，然后可以做个快乐的老太太。当青少年熬过荷尔蒙的变化时，状况也会开始稳定下来。

不管父母多好，不管教养多好，没有人能保证孩子长大后一定会走上正途。孩子到了某个年龄后，必须自己做人生的抉择。不过，如果孩子在正确的教养中长大，就有好的榜样可以效法，他会知道是非对错……我相信浪子回头的故事中那个浪子之所以回头，是因为他还记得家里那些干净的白床单，还有好吃的炸鸡！

雅各布·阿博特的智慧

雅各布·阿博特写的《养育美善的孩子》（*Training Children in Godliness*）这本书，在衡量优先级和工作规划方面，让我非常受益，所以我在下面引述了好几段跟大家分享，摘自书中的"教导孩子快乐"章节。这位 19 世纪教育家和作家说的话，历久弥新，永不过时。

"所以，不管读者在人生中面对什么情况和处境，如果想要快乐，就要管理好自己的事。若有一些不确定或未解决的事，是你一直害怕去弄清楚的，就要彻底去研究清楚，把它解决掉。如果有些计划是你一直想要完成的，但是拖了很久都没有完成，就要拿出决心，立刻去执行，否则就下定决心放弃这些计划，然后抛诸脑后，别再去想。

"热情洋溢的年轻人，心中总有许多不成熟、半成形的想法，有许多未完成的计划，还有许多搁下的责任。他就像一个还不熟悉这世界的孩子，在一个天气晴朗的夏日出门散步，沿路所见之物，他都觉得珍贵，这里捡起一块石子，那里捡起一根树枝，还搜集一大堆漂亮的花，直到捡到的宝贝多到让他举步维艰。那些东西不断从他手中掉出来，让他感到彷徨焦虑，因为他留不住所有的东西。我们也是一样，每一个计划，不管实不实际，都觉得一定要去做，但是开始去做之后，很快又想到另外一件也想

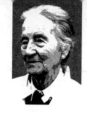

做的事。很快地，我们就被脑中的一大堆想法拖累，拿不动，却也不愿意放下。想想看有哪些事，是你有能力做，也会去实践的，然后现在就去做那些事，其他的事都放下，这样才能够往前走，心思自由、没有杂念。

"能让你得到快乐的第二大法则，就是检视手上所有的事，一一安排好并订出执行的方法。在心里想清楚，哪些事是必须做的，然后其余的事就放手。花时间想一想，把所有的工作规划好，让工作可以顺利、安静地进行，这样你的脑子就可以预先掌握该尽的责任，选择前进的方向，平安地向前走。

"还有一点，跟管理这世上的事务相关，不能不谈，这也是人生快乐不可缺少的一个条件。我是指，每个人都有责任好好掌控自己的支出和债务。虽然有时会有例外，人生有时会遇到特殊的情况，偶尔会发生紧急的状况，但这是个通用法则。

"降低你的开支、生活方式和事业，让支出远低于你的收入，这样你就会有很多余钱……几乎每个人都想过超出自己能负担的生活水平，或是想把事业稍微做大一点，超出自己的本钱或固定信用所能负担，结果就会一直入不敷出。只要支出比收入多，即使只是多一点点，日子就必定会很难过。

"你的目标若是快乐，就要降低生活水平，降低事业的成本，达到容易应付的程度。无论如何都要想办法这样做……因为住在家具简朴的陋室中吃着粗茶淡饭，仍然可以快乐；可是支出无力负担，负债越来越多，没有还清的希望，那种日子不会快乐。

"你的目标若是权力，想要跻身上流社会，或是快速累积资产，而且你愿意牺牲快乐来追求这些，我可能会给你不同的忠告。但你的目标若是快乐，那么这是唯一的办法。"①

丹玛医师说：

父母应该教导孩子明白，每样东西都有代价……有一句话非常

---

① Jacob Abbott. *Training Children in Godliness*. Arlington Heights, IL: Christian Library Press, 1992: 114—116.

重要，孩子应该学会说："我买不起。"我永远忘不了女儿跟朋友说过的一句话，那天她们两人在我诊所的窗外玩耍，女儿很欣赏朋友身上穿的那件漂亮洋装。

那个小女孩就问她："你为什么不叫你妈买一件这样的洋装给你？"

我女儿回答说："我们买不起。"听到女儿这样讲，我很高兴，她从小就明白，有些东西是我们买不起的，她对自己拥有的东西很知足，我从未听她抱怨拥有的东西不够多。

交友

我跟很多做母亲的谈过，她们很担忧自己孩子的社交发展能力。很多人会告诉做母亲的，即便是一两岁的孩子，都需要花很多时间在团体中和别的孩子相处。那些人显然认为，如果孩子没去参加儿童活动，没去参加幼儿园的体育活动，没去托婴中心，就永远学不会面对人生的挑战，学不会交朋友，学不会独立思考。

我深深相信事实正好相反。没有被父母丢弃到托婴中心的幼儿，在父母的爱与关怀中有安全感的幼儿，他们在社交上会更有自信，能够更快交到朋友。

幼儿花时间和同龄孩子相处的重要性，实在是被高估了。孩子比较会从别的孩子那里学到坏行为，而不是好行为。根据我自己的经验，我的孩子在幼年时期，花越多时间和同龄孩子相处，就越会有态度上的问题。这是我们选择在家教育的一个原因。

结交家人以外的朋友当然有必要，但是孩子若要学习良好的社交技巧，主要还是得从父母身上学习。父母要以身作则，让孩子看见礼貌、亲切、耐心和体贴的待人态度。最好的交友训练是从家里开始，从培养家人之间的关系开始。手足之间若有良好的关系，在外也会有良好的朋友关系。要鼓励兄弟姐妹做彼此最好的朋友。

鼓励孩子跟朋友之间的亲密程度要有区别，要小心别把自己最隐秘的想法，当面或透过脸书和陌生人分享。作家哈维·纽康（Harvey New-

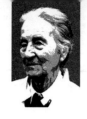
comb）写过下面这段很有智慧的话：

"你可以随时随地待人有礼貌，但仍保有一定的谨慎性，对方如果不是什么益友，言行举止要小心别受到太多负面的影响。不过每个人都需要亲密的朋友，而且有必要好好选择密友，损友会毁了你。所以培养亲密的友谊应该慢慢来，而且要谨慎。不要突然相信一个陌生人，立刻和他成为好朋友，因为你可能会看错人，很快就会后悔。有句古老的谚语很有道理：'金玉其外，败絮其中。'好看的外表之下，往往包藏一颗祸心。在培养亲密的友谊之前，务必要先了解对方的品格。"①

教导你的孩子对待每个人都要亲切有礼貌，但不要选择和不道德、脾气坏或爱说闲话的人成为密友。如果有人在你面前说别人闲话，他也会在你的背后说你的闲话，这种人不能信任，你不能跟他说什么秘密。

交朋友很重要，但不应该占去所有的时间。不可多管闲事，人如果花太多时间社交，就很容易变得多管闲事。朋友应该要鼓励我们去爱，去活出好行为。我们需要避免浪费时间上网和说闲话，这些时间和精力应该放在有意义的工作上。

如果你的孩子想要有好朋友，要告诉他，他自己需要先做个好朋友。一定要有礼貌，不泄露别人的隐私，关心别人，懂得问问题，并且要愿意不计小过。

对待异性朋友也应该一样，要亲切友善，要尊重，要保持纯洁。需要提醒年轻人，他们所交往的异性，是某人的孩子，将来也会是某人的配偶，他的父母或将来的配偶会喜欢你这样对待这个异性朋友吗？年轻人若希望别人怎样对待他将来的配偶，自己也应该那样对待异性。

丹玛医师说：

应该教导男孩子，他们希望别人怎样来爱和尊重他们的母亲、姐妹或女儿，他们也要怎样去爱和尊重所有的女孩子，而且每一个女孩子，不管多坏，都是人家的孩子。应该教导男孩子，男人若是

---

① Harvey Newcomb. *How to Be a Lady*. Boston, MA: Gould, Kendall, and Lincoln. 1850: 173.

玷污女人，不管这个女人的品格是高尚还是低贱，上天都会惩罚他。①

　　应该教导女孩子，一个心智正常、没有受药物或酒精等东西的影响而无法控制自己的男人，永远都会尊重女人。好女人会成就好男人和美好的世界；坏女人会带来坏男人和邪恶的世界。②

　　有些青少年会向我哀叹他们喜欢的对象爱上了别人，我总是对他们说："他们找到喜欢的人，你应该为他们高兴。更何况，你可能在下一个街角就遇到新的对象呢！"

　　孩子谈恋爱需要父母介入和监督，在家庭聚会的场合培养友谊是最健康的，比分龄的社交团体好。异性相处时，有家长陪伴还是比较明智的做法。白天的社交聚会，谈话的内容和互动方式会比较健康，反观晚上的活动，很容易因为疲倦和兴奋，而不太容易约束言行举止。我们希望家里的小大人，在有建设性的活动中和同侪互动（比如一起参加服务活动或诗班练唱），而不只是单单在一起消磨时间。

　　讲到社交聚会，我的曾曾祖父威勒史本有很深刻的见解，我想引述几段他写过的话。

　　"有多少父母，会在孩子受邀去参加娱乐活动或社交聚会时，扪心自问以下这些问题：'这个活动对孩子的品格，可能会带来什么影响？参加活动的人正直吗？那些娱乐内容会危害对真理的兴趣吗？'③……有多少时候，这些活动内容鼓励孩子去追求的，不是对生命有益的事，而是流行、世俗的社会所支持的立场④……

　　"我们需要纳闷孩子为什么不信真理吗？如果把孩子丢到一群对孩子有不良影响的朋友当中，从小就教导他，人生首要之务是让自己融入社

---

①　Leila Daughtry Denmark, MD. *Every Child Should Have a Chance*. Atlanta, GA, 1971: 174.

②　Leila Daughtry Denmark, MD. *Every Child Should Have a Chance*. Atlanta, GA, 1971: 174.

③　Witherspoon, D. D. *Children of the Covenant*. Richmond, VA: Presbyterian Committee of Publication. 1873: 208.

④　Witherspoon, D. D. *Children of the Covenant*. Richmond, VA: Presbyterian Committee of Publication. 1873: 209.

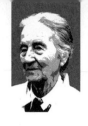

群，如果社会上的人做什么，他也必须做什么；如果社会上的人奢华浪费，他也必须奢华浪费；如果社会上的人放纵，他也必须放纵。如果教导孩子必须先追求社会的肯定，其次才追求真理，还需要纳闷孩子为什么不信真理吗？反过来说，如果在这种处境下成长的孩子会认真看待真理，岂不是太令人意外？①

"我们很容易就可以料到，许多人对上述这段说法会有什么反应，他们会说那句老掉牙的话：'年轻人就是年轻人，一定要有些娱乐，你不能用成年人的标准来要求他们。'

"这话是没错，但正是'年轻人就是年轻人'这句话，最能够推翻这种人所讲的那种娱乐。年轻人不但必须要有娱乐，也一定会找到娱乐。年轻人本性快乐，从事的活动也随兴之所至，他们会去玩一些运动。你若不让他们找某一种娱乐，他们就会去找别种娱乐；你若不让他们找有害身心的娱乐，他们就会去找有益身心的娱乐。②他们若从事不健康的娱乐，就会对纯洁和比较不刺激的乐趣失去兴趣。你要让孩子远离有害身心的娱乐，提供各种无害的运动和娱乐，随他们自己选择，在这样的休闲娱乐当中，孩子可以得到健康、活力、力量和纯洁。

"但有些父母也许会更进一步地说：'别人都送他们的孩子去这些地方参加娱乐活动，我的孩子也得去，否则会遭社会排挤。'这些'别人'是谁呢？就是像你这样的父母，为自己找借口，说是你和那些像你这样的别人，容许孩子放纵于这些娱乐。因此，你设法把责任推到他们身上，而他们也想把责任推到你身上。你们互相支持对方朝这个方向前进，但这个方向不符合你的信仰，完全违背了准则，这是对你孩子最大的杀伤力。"③

读了我曾曾祖父这些话之后，我更加相信，那些保持高标准的父母应该团聚起来，互相鼓励，拒绝这个社会要提供给孩子的有害娱乐。这

① Witherspoon, D. D. *Children of the Covenant*. Richmond, VA: Presbyterian Committee of Publication. 1873: 210.

② Witherspoon, D. D. *Children of the Covenant*. Richmond, VA: Presbyterian Committee of Publication. 1873: 211.

③ Witherspoon, D. D. *Children of the Covenant*. Richmond, VA: Presbyterian Committee of Publication. 1873: 212—213.

些父母应该多多提供给孩子有益身心而且好玩的娱乐，让孩子在娱乐中，身心灵得以坚固。

穿着

俗话说得没错，不能以貌取人，但我们的穿着，确实能反映出我们的为人，我们怎么帮孩子穿着打扮，会影响到他们的行为，而他们学到的穿衣哲学，也会大大影响社会对他们的看法。父母务必要以身作则，让孩子学会恰当的穿着习惯。母亲的穿着应干净、整齐、端庄、稳重、有女人味。母亲怎样穿着打扮，孩子都会学习，不能让孩子对母亲的外表感到丢脸。

要向孩子强调，有些场合需要打扮得更正式一点，如参加婚礼、听音乐会等。穿着正式的服装是表示尊重，通常也会帮助人的行为更斯文一点。

为新生儿选衣服时，只需考虑衣服是否干净和舒服。可是很快的，孩子就会开始注意到自己的性别，这时给孩子穿的衣服就应该男女有别，女生要像女生，男生要像男生。

要教你的女儿穿得好看但端庄，珍惜自己的纯洁。时装设计师会精心利用低胸、超薄或紧身布料、露大腿的超短裤和超短裙，来营造性感撩人的外观。至于男孩，有些穿着女性化，有些穿着垮裤露出股沟或内裤。服饰业者利用小孩想要长大的渴望，提供这类服装款式，而且针对的年龄层越来越小。

我们做父母的，真的希望自己的女儿看起来像……像应召女郎吗？还是希望她们看起来天真无邪又好看？年轻女孩的穿着打扮，会反映出她的内心，也会影响她的行为，更别说会影响别人怎么对待她。

我想挑战做父母的，要制订家中穿着打扮的标准，别向成衣制造商的做法让步。要用白纸黑字为你的家人写出穿衣准则，从小就开始，而且要写得具体明确。这也许表示你得上网买衣服，或是自己做衣服。

孩子若希望穿着能跟得上流行，父母必须能够体贴他的感受。但是，如果穿得流行表示穿得过于低俗或花哨，父母就得拿出决心。有时候父母必须慈祥但是意志坚定，在那样的时刻，父母必须果断。我心里把这叫作"（双）手叉腰时间"。

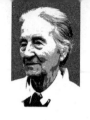

丹玛医师说：

　　孩子怎样穿着就会有怎样的行为举止（孩子若模仿大人的某种穿着，就会模仿大人的那种举止）。看小女孩玩游戏就知道。她们会去找一件低胸紧身的黑洋装来穿，然后用树枝当香烟来抽，还会找一些道具假装在喝鸡尾酒，小小的心灵充满罪恶，在那里跷脚露大腿，并且高兴地吞云吐雾、饮酒作乐。可是你若让这几个小女孩，像母亲那样穿着家居服和围裙，她们就会开始过家家，假装在做派。

　　我们必须教导孩子怎么穿着打扮，必须教导女儿，打扮美丽就像是一份礼物，但是打扮低俗是毁灭。应该教导女孩子，外表要尽量打扮得好看，但是绝对不要突显某些身体部位，引诱男人把持不住自己。①

　　每个男人的穿着打扮，都应该让自己的儿女引以为傲。穿着得体的男人，看起来都很英俊潇洒；但是做父亲的若总是打着赤膊，实在很不雅观。②

　　我们家里几个哥哥，在弟弟约翰出生时，都很兴奋。连续来了 3 个姐妹之后，终于来了一个活泼好动的小弟弟。

　　姐姐以斯帖也想跟弟弟玩，其实在她眼中，弟弟只是个大娃娃而已。她很喜欢玩过家家，有个弟弟在很方便，因为弟弟是唯一愿意陪她玩过家家的男生，愿意配合她来演婚礼。

　　有一天，几个哥哥回家时，发现弟弟约翰在以斯帖的婚礼中参加演出，这个小新郎很尽责地站在身高高他一倍的金发新娘旁边（姐姐苏珊娜）。几个哥哥看见这景象，简直吓坏了。以斯帖解释说，约翰是当新郎啦，但几个哥哥仍然无法接受，在那里喊着说："他是男生，不能玩过家家，你不能这样啦，你会害他变得像女生！"

　　① Leila Daughtry Denmark, MD. *Every Child Should Have a Chance*. Atlanta, GA, 1971: 88.

　　② Leila Daughtry Denmark, MD. *Every Child Should Have a Chance*. Atlanta, GA, 1971: 90.

男女有别

父母若不理会男女有别，角色不同，就会付出沉重的代价，尤其是年幼的孩童。男女被赋予不同的角色和责任。大人变得只顾自己的需要、娱乐和志向，时间都花在自己身上，没有给孩子一个机会。我们很同意丹玛医师观察到的现象，她说："今天的孩子，是全世界最可怜、最被忽略的一群人。"

本章的目的，不在详细探讨男女有别具有什么含意，坊间有很多书在挑战读者思考这个主题。然而，我想要鼓励本书的读者，要认清这个显而易见的事实：男女不同。这个事实具有什么含意？父母在教养儿女时该怎么做？还是一样，要用原则引导孩子，也不要漠视老一辈人明智的智慧，他们有时比这一代的人更聪明。

丹玛医师说：

我父亲有一天回家时，带回两张门票，可以去看城里在晚上举行的一场帐篷表演节目。他没有邀我母亲一起去，因为那个时代的女人（尤其是家有幼儿的女人），从未想过要在晚上出门。所以我就跟爸爸去了，因为我只有 10 岁，大家不会觉得小孩跟着爸爸去参加那种男人的夜间聚会有什么不对。

我们看了一出很夸张的戏剧节目，叫《酒吧间的十个晚上》（内容在谴责酗酒）。结束后，舞台清场，点起灯笼，出来一位身材高大、架势十足的女士。她下面穿着一条黑色的丝绸裙，里面衬着蓬蓬裙，上面穿着白色高领上衣，一边肩上挂着怀表，另一边还挂着眼镜，一副不可一世的模样。她看起来像是很重要的人物，一个女人竟能在整帐篷的男人堆中演讲！

那个女人在讲支持投票权，她斩钉截铁地说，如果女人能够投票，就可以整顿政治，不会再有人醉酒，年轻男孩不会再抽烟。她说，女人若有投票权，孩童的日子会好过一点。我相信那个提倡妇女投票权的女人，跟所有的改革者一样，讲的都是真心话。

我还记得当时很佩服那位演讲者，觉得妇女投票权听起来很不

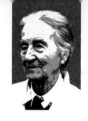
错。我还是小孩子，以为大多数的女人都像我母亲那么好，像我母亲那样的女人，只要有机会，当然能够改变这个世界。

在那个年代，男人大多十分尊敬女人，见到女人时，会碰一下帽檐表示尊敬，会扶女人上下马车，会为女人开门关门，女人进来时，会起身示意。有女人在场时，男人不会抽烟、讲黄色笑话或说粗话。大多数的女人不在外面上班，却是家中的女王——在她们自称被奴役的地方作女王，其实她们在掌管国家却不自知。[1]

如今女人有投票权，也在外面上班，在社会上各方面和男人竞争。其实"思想解放"的女人喝酒、抽烟和骂起脏话来，一点都不输男人。

那场帐篷表演和支持妇女投票权的演说，已经是很多年前的事了。假如那个女讲员看见60年（现在是1994年）后，女人有了投票权之后，如今这个世界的样子，不知道她会怎么说？假如她是今天的一个小儿科医师，跟我一样，看到那么多孩童被大人疏于照顾，不知道她会作何感想。……女人被解放后，有没有影响男人活出更道德的生命、让身体更健康？还是女人已经降低自己的标准，失去她所奋斗争取的一切？女人有没有运用这宝贵的"自由"，给孩子更好的机会得到健康和快乐？还是我们已经杀了那只会下金蛋的鹅？

界限

孩子在玩的空间和行为方面，需要有界限。就像后院的篱笆可以保护身体的安全，行为的界限可以提供情感上的安全。如果有一件事今天允许孩子做，明天却不准他做，孩子会很困惑、很受挫。父母必须为孩子设立界限，并且执行时要一致。应该先跟孩子讲清楚，父母期待的行为是什么，以及违反规定会受到什么处罚。

你希望孩子洗完澡后捡起自己的脏衣服吗？你必须一直要求他这样做，直到他确实养成这个习惯。孩子若不顺从，合理的处罚是必要的。你

---

① Leila Daughtry Denmark, MD. *Every Child Should Have a Chance*. Atlanta, GA, 1971: 207.

希望孩子对大人说话时，语气要尊敬吗？那就要明确教导他，什么是尊敬的语气，然后要求他顺从。

丹玛医师说：

　　你一旦开始要求孩子做什么，就得一直坚持下去。你只要连续做三次，孩子就会预期同样的行为。你家里每面墙上，都应该写着"一致"这两个字。

9 世纪末期，海盗猖獗，对英国沿海的村庄造成严重的威胁。残暴的维京海盗或撒拉森海盗，随时可能来到一个贫穷、没有防卫能力的村庄，在那里烧杀掳掠。①有些海盗会等到晚上，悄悄潜入住家，在父母熟睡之际，偷走他们的孩子——这个比喻实在贴切！这些孩子会被卖去当奴隶，一辈子活在奴役中，永远无法回到他们心爱的家。海盗的威胁和失去宝贝孩子的痛苦，促使所有做父亲的团结起来，建造城堡和城墙来保护他们的家人。②

我用那些城墙来比喻我们家设立的家规。随着孩子渐渐长大，他们要遵守的界限（家规）有：晚上几点以前必须回家，穿着打扮的原则，休闲娱乐的标准，开车的权利等。我们的家规有别于道德方面的律法，道德方面的律法没有商量的余地，但每个家庭的家规都不一样。

立家规时要谨慎，别参考教养杂志，参考主流的教养理念，应该考虑周到，应该请教在教养方面做得成功的人。今天的父母面对许多未知的领域，使得立家规这件事变得格外困难。我们上一代的父母，不必面对网络、电脑游戏、手机、色情泛滥等挑战。做父母的，绝不能容许自己无知或是过度纵容孩子（现代父母大多是这样），也不该设立太严格的界限，让孩子没有成长的空间，一定要维持健康的平衡。

孩子还小时，应该顺从我们的规定，不问理由。孩子渐渐长大后，务

---

① Joseph and Francis Gies. *Life in a Medieval Castle*. New York, NY: Harper and Row. 1974: 12.

② Geoffrey Botkin. *Father to Son.* //The Western Conservatory of the Arts and Sciences DVD, 2008.

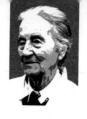

必要让他们明白家规背后的目的，明白我们为什么期待某些行为。这些界限是为了保护他们，直到他们有足够的智慧和成熟度，来维持良好的行为。

很多父母误以为，孩子满18岁后，就会自动到达"不需要监督，不需为行为向父母负责"的阶段。社会鼓励父母要放手，让满18岁的孩子，在社交和道德方面完全独立，也不必再对家里负责。其实，成为法定的成年人后，不会就因此脱离孝敬父母的责任。

当然，你们的关系会改变，随着孩子渐渐长大，你在他们人生中的角色会慢慢改变，以前你是发号施令的女王，现在你是教练。这不表示所有的家规都不必遵守了，但这表示年轻人需要空间，可以自己做一些决定，犯一些过错，慢慢转变成大人。引领孩子长成大人的过程，需要很小心，也需要不断寻求智慧。

丹玛医师说：

青少年时期有可能是人生中最痛苦的时期，身体的变化快速，让人措手不及，还有对于自己是谁的认知，也是很大的挣扎——既不是孩子，也不是大人。对那个年龄的孩子，父母必须改变做法，而不是改变是非对错的标准。如果孩子看见父母降低标准，就会失去对父母的尊敬。我常对年轻人说："别做会让你后悔的事，别说会让你后悔的话。你一旦做了或说了，就覆水难收。上天能饶恕你，但你自己忘不掉。"

我鼓励年轻人在镜子上贴一张纸条，上面写一些类似这样的话："只要我还住在爸妈家，睡他们家的床，吃他们家的食物，我就要顺从他们的规定。将来有一天我会有自己的儿女，我也希望他顺从我的规定。"

爱与关心

做母亲是门艺术，需要很敏感，能坚持不懈，有智慧。母亲养育孩子，需要在许多方面维持平衡。家庭的生活和作息，不应该绕着孩子打转，否则孩子会变成暴君，永远不知足，甚至一辈子都无法接受自己不是宇宙中心的事实。有很多简单的方法可以建立个人的安全感，却不会培养出一个暴君。

问自己下列这些问题：我会看着孩子的眼睛吗？我有没有仔细听孩子说话？我有没有花时间好好思考并且回答孩子的问题（不见得每个问题都要这样）？我有没有认真去看孩子的手工作品？我有没有为孩子的成就和他一同开心，为孩子的难过和他一同伤心？孩子很乖时，我有没有称赞他？我有没有随时用肢体向孩子表达爱和鼓励？

偶尔放下手上的事，跟孩子一起做些好玩的事，即使是很简单的事。我每次回想从前祖母帮我改衣服和缝纽扣时，心里都觉得很温馨。我们会在她装纽扣的铁盒中，一起找一颗合适的纽扣，她会让我选。我们会慢慢找，她甚至会让我穿针引线呢！我还记得那些漂亮的纽扣，记得祖母的微笑和温柔的双手。但是，我特别珍惜坐在祖母旁边那种舒服和被爱的感觉，她会听我叽叽喳喳说话，为我缝补衣服。

丹玛医师是很好的榜样，即使忙碌，她都不忘表达她的爱与关怀。冬天的时候，她会在诊间放一台暖炉。她帮我的孩子检查完之后，会在暖炉前面烘一下孩子的衣服，再让我帮孩子穿上。这个简单而贴心的动作，让小孩子觉得自己很特别。

我的曾曾祖父强调，务必要跟孩子培养出一种能够放心吐露心声的关系。这种关系在孩子幼小时培养最容易，这时候他们心胸开放，还没有筑起保留的心墙。

"在孩子年纪还小时，要培养出我说的那种亲密和信任的关系，实在很容易。小孩子很自然地会把所有的事告诉父母，父母要多加鼓励，让孩子觉得父母爱他，能够感同身受，能够跟他一同欢喜，能够耐心解决他的难题，能够宽恕他的过错，并且会慈祥地牵着他的手，一起经历人生旅程中各样的挑战。孩子可以很自然地、毫无保留地，放心投向父母的怀抱，将内心最深、最神圣的想法与感受，一股脑地倾诉出来。

"做父母的在训练儿女这件事上，拥有何等大的优势啊！他就像医生，完全了解他即将诊治的疾病；他就像律师，客户把自己的情况一五一十地告诉他。他知道如何引导孩子的心思，如何塑造孩子的品格，而且，在培养出这种爱与亲密的关系之后，他可以发挥影响力——他的心思可以

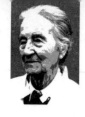

影响孩子的心思；他的内心可以影响孩子的内心，这种影响力所能达到的效果，是无法想象的。"①

"也许你的孩子仍然年幼，内心渴望和你亲密交谈。你要拥他们入怀，用爱和互信的态度对话。对他们无话不谈，也鼓励他们对你无话不谈。你要让他们看见，你值得他们的信任，你珍惜他们的信任，你会把他们的信任视为神圣不可侵犯。让你的怀抱成为接纳的工具，去接纳孩子日常生活中经历到的所有感受，不管是愉快的还是悲伤的。最重要的是，要让你的价值观成为经常有的亲密对话。每天出去散步时，晚上坐在火炉边时，或是孩子准备上床睡觉时，跟孩子分享最温柔的真理；鼓励孩子问问题，并且回答他们的问题。当这种亲密对话带来爱与信任，就会把家庭关系拉近一千倍。"②

> 丹玛医师说：
>
> 在马路上和监狱里，有许许多多人在缺乏父母引导的环境下长大。我从1928年起，就在贫民窟里服务，那里有很多贫民对我说过相同的话："我小的时候，父母没有给我帮助，没有跟我吃饭。他们的钱很多，但是没有时间可以给我。"

做父母的要避免给孩子过度的称赞，也要避免跟孩子之间过度没大没小。不该开口闭口就称赞孩子，以至于让他有预期心理，认定自己每次做了什么好事，都应当被称赞。如果不断称赞孩子，却没有要求孩子顺服权威，这个孩子很可能会变得虚荣、骄傲、没有礼貌、没有安全感。

父母也不该跟孩子之间没大没小，以至于失去父母该有的权威。在这个崇尚平等的社会，父母很容易把孩子当成小大人或朋友，以为这种关系有助于彼此之间的尊重，可以帮助孩子更成熟。其实正好相反，过度的没大没小会导致孩子漠视父母的意思和命令，也常会让孩子的态度变得骄傲自负。

① Witherspoon, D. D. *Children of the Covenant*. Richmond, VA: Presbyterian Committee of Publication. 1873: 200—201.

② Witherspoon, D. D. *Children of the Covenant*. Richmond, VA: Presbyterian Committee of Publication. 1873: 205—206.

父母做错时，一定要谦卑认错，但父母表达谦逊的方式不应该使得孩子藐视父母的智慧或地位。随着孩子渐渐成长，开始表现出成熟、配合和尊敬权柄的态度，母亲从女王变成教练的过程，必须是渐进式的。教导孩子使用称谓仍是个好办法（比如称呼大人为某某先生或某某太太等）。称谓可以提醒孩子长幼有序，知道他们需要尊敬有权柄的人。

梦想

孩童需要梦想，需要有东西让他们去渴望和期待。孩童热爱生日派对和特别的活动，但这份快乐有一半是来自期待，如果天天都有生日派对，很快就不觉得稀奇了。孩子想要什么，不要立刻给他，可以要求他先做些什么再给他，要教导孩子等候和期待。

女儿想要一件新洋装？可以帮助她自己做一件。儿子想要一辆玩具车？告诉他，也许圣诞节的时候可以拿到。如果他额外多做一些家事，也许可以赚到足够的零用钱自己去买。

要鼓励孩子期待未来，他们在人生中想要完成什么？他们存钱是为了什么？帮助孩子朝向实践目标，踏出最前面的几步。

看见我们的社会在道德上和经济上都在走下坡，实在令人沮丧，我们有理由感到灰心，甚至愤怒，但我们虽然感到悲观，却不要剥夺孩子的希望。没有希望或进取心的年轻人，通常会遁入一种及时行乐的生活方式，整天沉浸在电脑游戏的虚拟世界中，或是染上瘾头，或是过着不道德的生活。要教导孩子运用想象力，在工业、服务业或发明方面，想出新点子。要用真理来启发他们，让他们明白，按照真理原则活出来的人生，可以大大影响这个世界。

丹玛医师说：

　　这世上最快乐的孩子，是有东西可以期待的孩子，有东西让他们感到兴奋。可是如果他们想要什么就可以马上得到，就不会感到兴奋。我们都喜欢圣诞节，因为可以拿到特别的礼物，这些礼物平常拿不到，一年只能拿到一次。礼物有一个橙子、一些坚果、葡萄

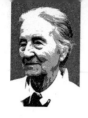

干、玩具，也许还有一个洋娃娃，得到这些简直快乐极了。但现在的孩子，父母每次去商店购物都会买新玩具给他，哪有什么好兴奋的？这有点像现代的婚姻。如果一对男女在结婚前就已经同居，度蜜月还有什么意义？

我8岁才开始上学，第一天上学时很兴奋，爸妈给我一个铅笔盒和一个小书包。我很期待上学，把它看作新的探险。今天的孩子，6周大就被送去过团体生活……现在的孩子没有自己做玩具的动力，去店里买就有了。他们不必看书，打开电视就好。现在已经没有什么东西值得小孩子感到兴奋了。

工作

最近我花了2个小时，想把粘在儿子衬衫上的口香糖弄掉，好让他穿去参加一场会议（不知道怎么搞的，口香糖竟然跑进我的烘衣机）。真累！回顾过去34年来，拉扯11个孩子长大，数不清洗了多少碗，换了多少尿布，洗了多少衣服……做的事三天三夜都讲不完。值得吗？我可以大声说："当然值得！"

这些年来，我背后的原动力是——我的使命感和人生目标。现在看见孩子长大成人、学习，成为他们现在的样子，就更容易明白，为教养孩子所投入的那些心力是多么重要。希望我的孩子都能够感受到，所有的工作都有其目的，即使是干粗活或是做卑微的工作。

我们住在一个娱乐导向的社会，每个人都是为周末而活。其实，小孩子如果玩得太多，可能反而会觉得无聊、不满足。连小孩子都会在努力工作和工作完成时，找到满足感。

父母要教导孩子努力工作，教导他们不管做什么事都要彻底，也要晓得孩子有多少能力。想训练孩子，可以从做家事开始。我们家约翰小时候的工作是清理餐桌上的碗盘，我会这样吩咐他："你要好好工作，端盘子要小心，把上面的残渣擦掉，别让残渣掉到地上，要把残渣兜到抹布上。你做得很好，我看见餐桌那么干净，就觉得很开心。谢谢你！"

帮你的孩子发掘自己的天分，然后勤快地去培养他被赋予的那些天分。

丹玛医师说：

　　我为什么没有生在贫民窟？因为我有一个知道怎么工作的外婆。丈夫早逝，她必须独立抚养两名幼女。她不但照顾两个女儿，还照顾一个大菜园、卖鸡蛋、自己种棉花再织成布料。她设法每周存下50分钱去买土地，还要亲手去整地。

　　积少成多，我外婆后来拥有400英亩的土地，还给我母亲和阿姨一个很好的家。她教导我母亲，不工作是一种罪，不为工作感恩是不恰当的，不管做什么工作，都要像是为赏赐万物的主宰做的。因为我的外婆和母亲相信工作很重要①，我的人生就不像很多孩童的人生那样悲惨。

　　有些孩子发脾气时，会摔坏自己的玩具，这时妈妈会说："别哭了，我再买一个给你。"那种孩子不会懂得小心爱护任何东西，因为他知道东西弄坏了还会有新的，可是真实的人生不是这样……破坏和浪费是在预告一件事——父母将来必须面对许多心碎和心痛。人若想要成功，就必须明白金钱的价值，明白钱应该怎么赚，明白钱应该怎么花。②

团队工作

　　家庭应该学习一起团队运作，因为"二人胜过一人，因为他们一起的劳碌有美好的酬报。如果一个跌倒，另一个可以把他的同伴扶起来。但一人孤身跌倒，没有别人把他扶起来，他就悲惨了"（新译本）。团队合作确实比单打独斗好多了，当其中的成员有任何不适，其他的成员可以立刻接手协助。

　　今天有很多孩子把父母当成满足欲望的工具，爸妈的存在是为了提供他们所需的金钱和交通工具，让他们得到自己想要的东西。我们应该反过来，训练孩子看见自己是团队的一员，必须一起努力来完成家庭的目标。

---

① Leila Daughtry Denmark, MD. *Every Child Should Have a Chance*. Atlanta, GA, 1971：147.

② Leila Daughtry Denmark, MD. *Every Child Should Have a Chance*. Atlanta, GA, 1971：196—197.

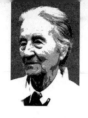

丹玛医师说——百岁医师的育儿秘笈

孩子需要看见自己对家庭有责任，而不只是对自己有责任。团队工作就是一起工作，轮流做事。家中每个成员应该照着自己的能力来分担家事，年龄较大的孩子，责任自然较多，但是不该有人负担过重的工作。

如果妹妹生病了，不能做自己分内的家事，其他手足应该乐意伸出援手，来分担她的责任，因为他们自己也会有生病的时候。如果哥哥要参加一个特别的晚会活动，姐妹应该愿意帮忙照顾弟妹，让母亲带哥哥出去买件新衬衫。其他手足不该嫉妒，反而应该在哥哥上台表演时，以他为荣。家里如果有孩子先天肢体残障，大家应该视他为全家的责任，鼓励他，帮助他，在他遇到困难时协助他。

有许多例子可以说明这种团队合作的精神，父母越早灌输孩子这种观念越好，连2岁的弟弟约瑟夫都可以在6岁的姐姐以斯帖负责摆设餐具的时候，帮忙把餐巾放在餐桌上。孩子越早明白自己是团队的一员，就越不会怨恨要做家事和负责任。俗话说得好："人多好办事！"

我们家年纪较大的孩子，喜欢在家做点小生意。会赚钱的哥哥姐姐，可以付钱给弟弟妹妹来帮他们做家事。这个安排真是皆大欢喜！

> 丹玛医师说：
>
> 　　教导孩子每个礼拜有一天让身体休息，也让身心得到力量去面对接下来的一周。人如果希望生活有保障，就需要在工作日勤奋工作，这个世界就没有那么多穷人（而且没有人期待有白吃的午餐）。
>
> 　　我们必须教导孩子，我们所拥有的一切，都是有人去工作赚来的，没有人欠我们、得养我们……人不能一辈子靠别人过日子，必须靠自己过日子才行。我们必须教导孩子，工作实在是一份礼物，应该要为工作感恩，而不是害怕工作。[1]应该把工作视为权利，是愉快的事，而不是惩罚。

服务

服务从家里开始，从服务家人开始。爸爸工作了一天回到家里，有人

---

① Leila Daughtry Denmark, MD. *Every Child Should Have a Chance*. Atlanta, GA, 1971: 171.

可以帮他按摩一下肩膀。小妹妹生病了，也许可以写一张慰问卡给她，或是读个抚慰人心的故事给她听。妈妈看起来很累，哥哥可以自告奋勇去帮妈妈买菜，让妈妈休息一下（这个我喜欢）。

孩子学习在家服务，服务最亲近的"邻舍"。这种服侍他人的态度，也应该延伸到家以外的人，以及那些比我们不幸、可能需要我们伸出援手的人。人都很自然地会倾向以自我为中心，如果父母只专注于孩子的需求和欲望，也会把这种自我中心灌输给孩子。

去看过丹玛医师的病人可能还记得，她的诊所门口挂着一块木头牌子，上面写着她每周的看诊时间。礼拜四诊所休诊，不是因为丹玛医生放假，而是因为丹玛医师每个礼拜四都会去中央长老教会诊所义诊一整天。56 年来，她在那里为数千名孩童看诊，都是父母无力负担医药费的孩童。

要让你的孩子，尤其是年纪较大的孩子，有服务别人的机会。你可以发现许多服务人的机会，比如为未婚妈妈之家搜集衣服，探访独居老人，帮刚生产完的妈妈煮饭或打扫，用自己的零用钱资助贫困儿童，在街友热食供应中心帮忙，或者是向孤单的人伸出友谊的手，聆听他吐露心声。

孩子也有能力去帮助一些真正有需要的人，这样的服务对于孩子品格的成长有很大的帮助，不过我有几句提醒的话：当你去服务外面的人时，首先要记得保护孩子不受到坏影响。当孩子年纪还小时，在外面服务通常也表示妈妈得多花时间接送。服务虽然重要，但也要实际地评估所需的时间，别给自己太重的负担，以至于忽略家中必要的家事。你对自己家庭的服务很重要，绝不能长时间牺牲家庭的需要。也许爸爸或大哥可以帮忙接送！

丹玛医师说：

有一天，一个母亲来到我诊所，她的宝宝看起来很糟。她说："丹玛医师，你要知道，我先生是个牧师，我需要做很多事，我没有时间照顾这个宝宝。"

我说："先从管理自己的家开始，再往外边去服务。如果你生了孩子，你为这个孩子做再大的牺牲都不为过。"

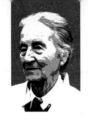

我跟丹玛医师一样，都很有福气，有非常卖力工作的父母和祖父母，我没看过有谁像我爸妈（Hugh and Betty Linton）这样，这么有毅力、有活力，这么愿意服事人。他们奉献一生，两人都受过高等教育，有很好的教养，却不怕去做最卑贱的工作，他们照顾患肺结核、麻风病、精神病等疾病的人。

父亲是宣教士，但因为常做体力工作，大手总是长满了茧，常有污垢，他那活力充沛的精神，总是照亮所到之处。我母亲到了85岁，仍在服事。2010年，她出去短宣时，漂亮的家起火，夷为平地，所有细心收藏的家庭纪录、手工艺品、古董和宝贝，全都付之一炬。火灾后仅存的少数东西，大多是因为放在她的行李箱中而免遭火灾。我们很担心她的精神会受到太大的打击。

她对我们说："不用担心我，你们难道不知道，我告诉你们的那些话，我真的都相信吗？我们真正的财宝是在天上……但我会重盖我的房子，孙辈们那么喜欢我的房子，他们需要有一个可以聚集、创造回忆的地方。"

我希望，我可以效法父母为我立下的榜样，去服务我生命中遇到的人。

逆境

女儿马琳达小时候第一次受伤流血，是撞到茶几角。她当时在学习站立，我还记得她拉住茶几站起来，那颗小脑袋上下晃动，一脸得意又开心地傻笑。突然间，一个不小心跌倒，小小的下巴撞到坚硬的木头茶几，开心的笑容瞬间消失，换成大声哭号。我比她还难过，可恶的茶几！

做母亲的第一个本能，就是保护孩子不受伤，还有安慰孩子，这些本能对孩子的幸福是绝对必要的。然而，人生充满失望、痛苦和麻烦，父母不能完全保护孩子不遭受痛苦，而且幼儿就是要经历跌跌撞撞，才能学会走路、学会小心，人必须经历困难才会成熟。有智慧的父母会保护孩子免于伤害，但也会训练孩子透过逆境成长，并且勇敢面对逆境。

透过逆境来训练孩子，从很小就可以开始：苏珊娜很失望，因为她在圣诞夜感冒发烧了；约翰是游戏高手，却连输三盘国际象棋；利拉很期待出去野餐，但整个周末都在下雨；克里斯蒂娜的小猫不见了；埃米莉细心照顾的南瓜藤枯死了。在漫长的人生中，这些都只是小困难，但在孩子心中却是大事，是训练孩子从逆境中学习的大好机会。

孩子在事情不如意的时候，如果容易灰心、自怜自艾或心中怀怨，大人需要鼓励他，也需要以坚定的态度劝诫他。孩子若能学会欣然面对小困难，在真正的大困难来到时，会更有能力去面对。孩子在面对小障碍时，若能不屈不挠，将来有大障碍出现时，会更坚强地去面对。

父母自己若已经学会如何面对逆境，一直相信圣经的应许，也按照这些应许待人处世，那么当孩子面对逆境时，他就是最好的老师。他可以用自身的经验向孩子示范怎样的响应最为适当，也能够"照着孩子的理解力，实际去教导和应用原则"。[1]

要在你孩子的心中，培养出耐心、信任、决心、力量、勇气和感恩的态度，拔出苦毒、自怜、怨恨、嫉妒、焦虑和容易挫败的心态。

下面引述的这句话，贴切地反映出箴言24章16节的含义："成功不是结局，失败不是死亡，重要的是有勇气继续努力。"[2]

丹玛医师说：

我们必须让孩子犯一些错，看见他们跌倒。记得我的孩子在4岁时，有一天突然决定要赚大钱。她在前院的草坪上摆了一个箱子，请我们家那个好心的厨娘帮她做一大罐柠檬汁，然后摆一些杯子出来，拿一把椅子，坐在大太阳下，等着顾客上门，可是都没有人来。我一直在旁边看，多希望有人会来买一杯，但是没有人来。我有一股冲动，想出去自己掏腰包买下所有的柠檬汁。她在外面待了很久，后来把东西收一收，进屋了。我一句话都没说，因为我知道她未来还会面对许多失望。这是很好的一课，能教导她如何面对将来的大失望……看见孩子失望却袖手旁观很难，但孩子越早明白不可能想

---

① Reverend Jerry White. *Training Children in Preparation for Godliness.*
② Reverend Jerry White. *Training Children in Preparation for Godliness.*

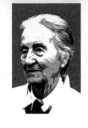

要什么就得到什么越好。这些功课由父母来教最好。①

　　困难不会一次全来。困难会像暴风雨打击橡树那样，每一次暴风雨来袭，都会让树扎下更深的根。有人也许会说，这棵树很笨，明明知道会被暴风雨打击几千次，却还是长在那里。但这棵小树就跟青少年一样，迎着风雨，和困难一同成长。我们做父母的，必须在自己的青少年孩子身上看出这点，然后给他们忠告，而不是给他们命令。我们必须向孩子坦白自己在他们那个年纪时，是什么样的感受，我们当时怎么做，这些年来有怎么样的发展，遇过哪些陷阱，怎么解决问题。对青少年孩子讲话，必须像对大人讲话一样，青少年必须学习成熟大人的言行举止。

　　我们必须在青少年孩子面前以身作则，让他们知道自己必须仰望比父母更伟大的人来支持他们，只要他们愿意按照自己的天分和能力，好好使用和培养自己的人生，他们就会被赋予生命和力量。②

　　这些年来，我花了很多时间和丹玛医师谈话，我从未感受到她心里有一丝丝的愤恨或不满，对人总是抱着感恩的态度。丹玛医师活了一百多岁，人生当然经历过许多痛苦、考验、失望和身体上的病痛。

　　我最后一次和丹玛医师长谈时，她表达了心中的感恩，她很感谢家人、丈夫，甚至那些小病人的母亲。她说："假如孩子的母亲不愿意照我的嘱咐去做，我一个孩子也帮助不了。我可以给很好的医嘱，但总要有人回家后愿意照着去做才有用。这些年来我真的很蒙福，有那么多好母亲带孩子来看我。"

　　① Leila Daughtry Denmark, MD. *Every Child Should Have a Chance*. Atlanta, GA, 1971: 103—104.

　　② Leila Daughtry Denmark, MD. *Every Child Should Have a Chance*. Atlanta, GA, 1971: 126.

第十三章　预防接种

丹玛医师的一大成就，是在长达 11 年的研究之后，培养出百日咳疫苗。她在 1935 年获颁费雪奖（Fisher Award），因为她对百日咳的诊断、治疗和疫苗，有非常杰出的研究成果。

现代人对于定期接种疫苗有许多争议，因此，以下和丹玛医师的这段访谈记录，就显得格外有意义。丹玛医师从一开始的研究，到后来多年的行医经验中，累积了大量而完整的经验，她对于疫苗应该如何接种的看法，都是根据这些经验而来。因为她行医的时间很长，她注射过疫苗的孩童人数，今天大概没有哪个医师比得上。以下是我在 20 世纪 90 年代初期访谈丹玛医师的内容，可惜确定的访谈日期没有记录下来：

问：丹玛医师，你人生的一大成就，是在百日咳疫苗的培养上扮演重要的角色，而这个疫苗就在你固定为婴儿注射的 DPT 疫苗（白喉、破伤风、百日咳混合疫苗）中。你能不能谈谈当初如何培养出这个疫苗？为什么会想要培养这个疫苗？

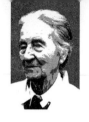

答：1932 年，我当时在《美国医学协会期刊》（*Journal of the American Medical Association*）上，看到三行字，说有个医生在思考百日咳能不能有疫苗，那位医生的名字叫索尔（Sauer）。当时我在中央长老教会的婴儿诊所义诊，有很多孩子感染百日咳。我在格瑞迪医院（Grady Hospital）看诊时，有三胞胎死于百日咳；有一对双胞胎，咳到颅内出血。还有许许多多病患，咳到把吃进去的饭都吐出来，而且每隔 4 个小时就发生痉挛。这种情况非想办法解决不可。那时，我听说东点（East Point）有个人感染百日咳，咳到断了两根肋骨，咳到眼球内出血。我去他家，问他能不能让我抽一点血（今天我不会这样做，因为会被抨击）。我抽了100 毫升的血，放冷藏。隔天早上，我取出血清，以皮下注射的方式注射到一个孩子身上。结果孩子的百日咳立刻好了。于是我知道百日咳应该有办法对付。

我当时发现一个很有意思的现象，如果母亲得过百日咳，我可以用她的血液来治疗她得百日咳的宝宝。如果吃母乳的宝宝得了百日咳，大约一周后，我会从宝宝的母亲身上，抽出 100 毫升的血液，取出血清，然后以皮下注射的方式注射给宝宝，结果跟我以前用东点那个男人的血液一样，有很好的抗体反应，当然这样做也是会被抨击。今天大家都很怕艾滋病，我若这样做会坐牢，但这证明了我的想法正确……我们可以想到办法来帮助得百日咳的孩童。

如果大人得百日咳，病情整整持续 6 周，让疾病走完全程，就会终身免疫。可是如果用抗生素或血清治愈百日咳，病人就无法终身免疫，因为身体尚未培养出足够的抗体。我知道我们需要一种有效的疫苗，于是写信给礼来制药公司（Eli Lilly Company），问他们能不能帮我做疫苗来让我测试……像索尔医生想的那种疫苗。我用这个方法做了几百种疫苗，也做了各种血液测试，来找出疫苗可以达到的免疫程度。我后来用"补体结合试验"（complement fixation test）来测定免疫程度。我给得百日咳的孩子，注射礼来制药公司寄来的疫苗，大约有25%的孩子，在

"补体结合试验"中显示4+的指数。这还不够，所以我请礼来制药公司的工作人员把剂量提高一倍，发现效果更好。后来我两度请他们再把剂量提高一倍，这时发现99%的孩子，都得到相同的抗体反应，效果就像百日咳自然走完全程一样，这些孩子对百日咳免疫了。不过这疫苗不是我独力研究出来的，礼来制药公司、卡特（Cutter）生物制药公司、艾默里（Emory）公共卫生部门和许许多多人都出了力。

多年来，我持续从接种疫苗的孩童身上抽取血清，然后寄给两家制药公司测试免疫效果。后来我发现一个很有意思的做法，叫做"凝集试验"（agglutination test）。我从孩子的指尖取一滴血，和抗原结合，一分钟后就能确定疫苗是否在孩子体内产生免疫力。

问：这个试验你是不是一直做到几年前才停止？我记得我的大女儿接种DPT疫苗之后，你帮她做了这个试验。

答：没错，但是礼来制药公司后来不再制造疫苗，我无法取得抗原。后来卡特生物制药公司帮我做了一些，可是不管用，所以几年前我就不再帮病人测试有没有产生抗体反应。

问：你是不是研究过，疫苗应该什么时候接种才有效？

答：是，我发现一件很重要的事。我给孕妇打疫苗，以为可以让胎儿免疫，结果没有产生抗体反应。接着我给出生满月的宝宝打疫苗，还是没有效果；给2个月大的宝宝打疫苗，也无效，3个月大、4个月大都一样，直到给5个月大的宝宝打疫苗，才得到很好的反应。我发现出生不满5个月的宝宝，免疫系统还不够成熟，疫苗无法发挥效用。

问：现在有些人说，百日咳疫苗会导致危险的反应，比如脑炎、痉挛、抽搐、发高烧到41摄氏度、呼吸困难，甚至说会导致婴儿猝死症。你对这样的说法有什么看法？

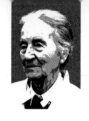

答：这些都是胡说！我从1932年开始使用这个疫苗，从未见过导致严重的反应。我不会去理会这些危言耸听的说法，总是会有人想破坏我们努力的成果。

问：你认为现在的DPT疫苗（白喉、破伤风、百日咳混合疫苗），效果跟以前一样好吗？

答：是的，但如果太早打，就没有效果。他们有时给生病的孩子接种这个疫苗，然后怪罪疫苗导致孩子生病。我都是打在上臂的三角肌上，而不是大腿上。

我记得在佐治亚州的麦克多诺做研究时，有个孩子打了这个疫苗，结果有人谣传他打了疫苗之后瘫痪。我必须弄清楚怎么回事，所以我问孩子的母亲："宝宝多大的时候可以抬头？"结果发现他一直不能自己抬头。我又问："宝宝多大的时候，可以在床上翻身？"结果发现他一直不能自己翻身。他们怪罪疫苗让孩子瘫痪，却不知道这个孩子罹患先天性肌张力不全症（amyotonia congentia）。这种案例很多，他们若仔细研究一下，就会知道疫苗根本没有问题。

假如我把一个孩子送到医院割除扁桃体，结果隔天早上他醒来时，发高烧到41摄氏度。而且出了麻疹。有人就会说："千万别割除扁桃体，因为会导致麻疹。"在小儿麻痹流行期间，辛辛那提有个医师帮一个婴儿割除扁桃体。隔天早上，婴儿瘫痪了。有人就说："千万别割除扁桃体，因为会导致瘫痪。"这个孩子早就得了小儿麻痹，但是没有人知道。如果接种疫苗后发生某些状况，大家就很容易怪罪疫苗。我真希望说这些话的人，能够回想看看，孩子接种疫苗之前有什么样的状况。疫苗是小孩子最大的福音。

问：关于婴儿猝死症，今天很多人在谈婴儿猝死症，你能说几句话吗？

答：我行医将近70年，从未遇过婴儿猝死的情况，因为我坚持妈妈要让婴儿趴睡，也会教导她们正确的铺床方式（见14—16页）。

　　造成婴儿死亡的原因很多，罹患脑膜炎的婴儿有可能在睡眠中死亡，但我不相信会有所谓的婴儿猝死症，除非是仰睡。我知道我的看法是对的，仰睡的婴儿会一直处在因吐奶而窒息的危险当中，他可能嗝出一大口奶，然后把奶吸入肺部，结果就呛死了。只要一点点东西，就可能让婴儿呛死。

　　有个人拿到一笔津贴研究婴儿猝死症，他的很多研究是在国外进行，那些国家的宝宝都是睡在羊毛毯上。我可以想象，如果婴儿趴睡在羊毛毯上，把脸埋在厚羊毛中，是有可能窒息的。这个研究人员下了一个结论，说婴儿应该仰睡或侧睡才好。其实让婴儿仰睡有致命的危险，让婴儿侧睡也许不会发生婴儿猝死症，但他不能适当使用肌肉，而且头部会变形。婴儿需要用到四肢和颈部的肌肉，但只有在趴着的时候，才能运动到这些部位的肌肉。

　　不久前有个4个月大的小病人来诊所看病，他的父母用一种设备固定他的身体，让他侧睡。宝宝已经4个月大却还不能抬头，这是因为他根本没有机会使用颈部的肌肉！他的右手臂无力，头部侧面很扁。

　　趴睡的宝宝有安全感，若是吐奶到婴儿床的床单上，也不会有危险。趴睡的宝宝可以充分运动到肌肉，头型也好看。让宝宝趴睡很重要。

　　问：打DPT疫苗，最坏的反应可能是什么？

　　答：4个小时后也许会有点发烧，大概会持续12个小时，但顶多就是这样，服用阿司匹林就可以解决。以前我们是单独注射百日咳疫苗，这样做从未有过发烧的反应，但是打白喉和破伤风疫苗后，会有点发烧，所以发烧是这两种疫苗导致的，不是百日咳疫苗导致的。

　　问：真正的百日咳发病时，通常不会发烧吗？

　　答：不会，除非有二度感染。

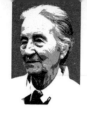

问：但是感染白喉和破伤风时，会发烧吗？

答：没错！

问：你的病人打过全部剂量的百日咳疫苗后，有人感染百日咳吗？

答：从来没有，如果疫苗注射正确，就不会感染百日咳，我不认为DPT疫苗需要打超过3剂。我有病人在62年前注射百日咳疫苗后，从未感染百日咳，我的女儿就是这样。

问：如果孩子只打一剂DPT疫苗呢？

答：DPT疫苗必须打3剂才会完全免疫。我有11年的时间，是分别打这3种疫苗，后来肯德里克医师（Dr. Kendrick）把3种疫苗放在一起，变成DPT疫苗。我打这3剂疫苗时，中间大约会间隔1周，你想要一年施打1剂，直到打完3剂也可以。不过我相信，就算是一天打1剂也不会危害人体，只是一般都是间隔1个月。

问：很多人会担心一次打3种疫苗，因为如此一来，孩子的免疫系统就需要同时对抗3种毒素，而不是分别对抗。

答：这个说法很可笑！有些人说蛋白质和淀粉不能在同一天吃，所以一天吃肉，一天吃蔬菜。可是胃中有各种酶和消化液，可以随时消化各种食物。身体可以同时罹患3种疾病，也可以同时从3种疾病复原，所以我们的身体也可以同时处理3种疫苗。

问：反疫苗人士说，疫苗产生的副作用，会比疾病本身严重。他们说疫苗有可能被动物的病毒污染。有些人指出，疫苗所含的化学成分不同，所以可能会比疾病本身更危险。有些研究人员声称，直接注射疫苗到体内，会破坏免疫系统，使免疫系统无法有效反应。

答：我只有一个回答——根据我多年来的经验，以上说法没有一个是真的。

问：有些研究人员声称，白喉、百日咳和破伤风的病例，在DPT 疫苗出现之前，已经开始减少。他们说这些疾病的病例减少，不是 DPT 疫苗的功劳。

答：我想这些研究人员应该回去看看 1932 年或 1933 年那时候的情况。当时我在中央长老教会诊所有 75 个百日咳病患，也有人感染白喉、破伤风和小儿麻痹。这些疾病的病例都不是自然减少的，但现在我们有疫苗来阻止这些疾病的发生。

问：有些人坚称，很多百日咳的病例其实是打疫苗造成的？
答：这样讲太可笑了。

问：如果现在的病例很少，为什么还要接种疫苗？
答：病例很少是因为大多数的孩子（除了少数的贫童之外）都打了疫苗。我认识一个家庭，他们不相信需要打疫苗，直到家中的父亲得了百日咳，病情严重，家中 5 个月大的婴儿也被感染，要不是有红霉素可以服用，恐怕就没救了。如果你今天问这个父亲，他会说百日咳仍是很严重的疾病，他现在相信打疫苗很重要了。

问：如果大家不再打百日咳疫苗，感染百日咳的人就会再度增加，对吗？
答：没错！就会回到以前的情况。我们认为已经完全消灭了天花，因为每个国家都会接种天花疫苗，所以不会再有天花，美国甚至有 7 年的时间，没有天花疫苗。今天如果有一个人带着天花来到美国，会有很多人感染，但是不会像从前那样致命，因为我们现在有抗生素，不必经历二度感染。若是感染百日咳，我们有氯霉素或红霉素可以对付，这两种抗生素都能治疗百日咳。

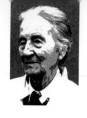

问：我听说近年来都没有出现天花的病例，对吗？

答：对，也没有严重的麻疹病例。

问：可是你说还是有足够的病例，让我们需要继续打DPT疫苗？

答：对，政府供应DPT疫苗很多年了，但很多穷人没办法打到疫苗，还有些人根本就懒得打。我们仍会看见这些疾病的病例，尤其是在贫民区里。

问：你认为大多数的母亲，也许还有我这一代的医生，真的了解这些疾病的可怕吗？

答：不，我认为他们根本不了解，他们没见过小孩子连续狂咳6个礼拜，每4个小时痉挛就发作一次，每次都会咳到吐，身体留不住水分，他们必须忍受这些可怕的症状！有的咳到窒息，你拼命拍他们的背，要让他们再呼吸；感染白喉的孩子根本没办法呼吸，必须在颈部插管；感染小儿麻痹的孩子不能走路。他们说战争像地狱，但我无法完全体会战争的可怕，因为我没上过战场。如果大家都得经历这些可怕的疾病，他们的看法就会完全改观。

问：小儿麻痹的灭活疫苗和活体疫苗（口服），效用有差别吗？

答：我看不出有什么差别。

问：MMR疫苗（麻疹、腮腺炎、风疹混合疫苗）重不重要？

答：很重要！我知道麻疹疫苗有效，但不确定其他两种疫苗的效用。打过这种混合疫苗的病人，有些仍感染腮腺炎和风疹，但没有人感染麻疹。

问：有研究人员声称，小时候感染这些疾病，其实会增强免疫系统。你同意这种说法吗？

答：感染这些疾病之后会终身免疫，但有可能对健康造成损害。疫苗跟发病一样，也能够增强免疫系统，但不必忍受痛苦。感染这些疾病会对你的身体造成很多损害，疫苗却不会。透过接种疫苗来避免生病，是既简单又容易的方法。

问：流感疫苗是什么？

答：我相信所有的流感都是流感嗜血杆菌（H. Influenza）导致的，这是一种有机体。1940 年，我请人帮我用流感嗜血杆菌有机体制造一支疫苗，但是我的使用方法，不同于今天的使用方法，我先注射 1 毫升的 1/10，之后每次增加 1/10，一共打 12 次，但孩子仍然得了流感。我今年 100 岁，我大概得过 100 次流感。如果得病之后还是不能免疫的疾病，就无法做出有效的疫苗，人对链球菌和葡萄球菌，也是无法免疫的。

问：你认为每年打一次流感疫苗，可以让那一年免疫吗？

答：我不认为有用。你有可能一个冬天就得了 3 次流感。我不认为人能够对流感嗜血杆菌免疫，也不能对链球菌、葡萄球菌以及导致肺炎的肺炎链球菌免疫。

问：现在医院会给新生儿打一些新型的疫苗，比如预防脊髓膜炎的 b 型流行性感冒嗜血杆菌（HIB）疫苗，和 B 型肝炎疫苗，你有什么看法？

答：b 型流行性感冒嗜血杆菌疫苗和流感疫苗很像，我不认为有用。我使用流感疫苗多年，看起来没什么用，但是我不会批评别人研发的疫苗，因为我以前研发疫苗时，知道自己必须想办法证明这疫苗有效，这些人必须测试他们的疫苗是否有效。我行医期间没遇过肝炎的病例，我不认为肝炎疫苗有害，但我并不知道是否有效，重点在这里。

对小孩子来说，疫苗和婴儿食品是这世上最大的福音。（有关预防接种的详情，请见 35—37 页）

第十四章　故事分享

在丹玛医师诊所办公室的玄关，有一面墙上贴满了她那些小病人的照片。上面大概有几百张孩童的笑脸，这些孩童只不过是丹玛医师行医75年来，所影响的一小部分人而已。我很喜欢看墙上那些照片，有脸蛋胖嘟嘟的小天使，有牙齿参差不齐的小小芭蕾舞伶，还有穿着红背心的圣诞节沙龙照。

你若是仔细看，也许会看见一两个鲍曼家的孩子。

我常想，这里每一张照片都代表一个故事，诉说一位忠心耿耿的医生，怎样影响了一个家庭的生活。

每一个故事都是一幅美丽刺绣中的一条线，这幅刺绣描绘了一个服务大众的人生。这些故事我听过很多，以下想跟大家分享一些。

代代相传

丹妮丝·雅各（Denise Garner Jacob）

佐治亚州阿法乐特（Alpharetta）

丹玛医师也许永远不知道，她对我和我家人的帮助有多大。在我生老大之前，我丈夫的祖母就提到有个很棒的小儿科医师，她的3个孩子都是看这个医生。接下来我的婆婆也带她的孩子去看这个医生。她们两个都说，这个医生把照顾孩子和料理家务变成一件轻松自然的事，而且她人非常好，光是认识她就使人生更加丰富。当然，她就是丹玛医师。

女儿出生后，我自然也应该带她去看丹玛医生才对，可惜我没那么聪明，没有立刻听从老人的建议。我选了一个离家较近的医生，以为小儿科医师应该都差不多。我的女儿维吉尼亚是个健康漂亮的宝宝，我怀她时就已经决定要喂母乳。刚开始喂母乳时很顺利，但不久之后，她每次吃完奶大约1小时，就会开始哭闹，而且情况越来越严重，最后变成持续哭闹不休。医生诊断她胃液逆流，开了胃药"善胃得"（Zantac）让她喝奶之后服用。女儿4个月大时，我们打算第一次带她出远门。有一天她又哭了整个早上，搞得我心烦气躁，我不断问自己，如果我得待在拥挤的小汽车里，听她哭闹3个小时，我怎么可能受得了。这时有个念头闪过：带她去看丹玛医师。我把可爱又可怜的宝宝放进车里，立刻开车去找这位久仰大名、医术高明的医生。那天丹玛医师刚好很忙，所以我们得等一下。但是当我们坐在那里等候，看见她的小病人在她的照顾下，一个个开心又守规矩，我的心情渐渐放松下来。我知道她一定知道怎么解决我宝贝孩子的问题。

丹玛医师一面替我女儿检查，一面问了几个简短的问题。

"她是吃母乳还是配方奶？"当时我已经不再分泌乳汁，所以是喂配方奶。"她每次喝多少奶？"有人告诉我每次要喂180毫升的奶。"除了喝奶，她还吃什么别的食物？"根本还没有人告诉我要喂别的食物。丹玛医师看着我说："这个孩子一直都没吃饱。她每餐应该喝240毫升的奶，还要吃蛋白质、蔬菜、水果和淀粉类食物。"我听了之后简直吓坏了，我自

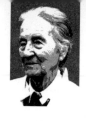

己吃得那么好，但我这个无辜的宝宝却在挨饿！我觉得羞愧极了，我爱我的孩子，希望把最好的给她，却连喂饱她的肚子都没做到。

丹玛医师这时露出微笑，她说："我想我们应该有办法救她。"她叫我坐下来，为我女儿列了一张食物清单。她也说明怎么预备这些食物，并要我们遵行一个合理的作息时间表。

看完诊后我立刻冲回家，把那些昂贵的胃药扔掉，开始按照丹玛医师的吩咐喂食。然后周末我们就出发回我娘家，外公外婆看见小孙女胃口那么好，忍不住啧啧称奇。女儿的心情好多了，那天晚上一上床就睡觉，没像以前那样哭闹到凌晨一两点。

现在我女儿已经 16 个月大了，从那天起，我只带她看丹玛医师。女儿是个快乐的孩子，总是准时上床睡觉，而且睡得很好。我丈夫的祖母和我的婆婆讲得果然没错，丹玛医师真的很懂得照顾孩童。有些人会说我很幸运，生了一个这么乖的女儿。这是幸运吗？我不觉得。是上天赐给我们这个女儿，但是我们很有福气，能够认识丹玛医师，她的博学多闻和丰富的经验，真叫我们获益良多。

简·霍兰（Jan Holland）
佐治亚州玛丽埃塔（Marietta）

丹玛医师一直都像是我的守护天使，她不但照顾我的孩子 15 年，也是我自己小时候的小儿科医师。我第一次带孩子去看她时，大女儿小璐 5 岁，而我刚生了一对双胞胎女儿。我当时对医学界大失所望，5 年来常常带孩子向医生报到，累积的看诊费用惊人，更别说买药的钱。我一向不同意一有病痛就吃药的做法，我知道小璐表面上的这些问题，背后一定有更大、更根本的原因，我很想找出真正的原因。这时有人告诉我应该去看丹玛医师。

听到丹玛医师还在替人看病，我很惊讶，但我立刻带着午餐和几本故事书，来见小时候熟悉的那张和蔼可亲的脸。乍见丹玛医师时，我的第一个反应是：她一点也没变老嘛！心想：她还是穿着那一件医师服吗？她开始帮我的孩子看诊，我赶紧回过神来。她果然吩咐要给双胞胎女儿吃她那有名的"绿色食物泥"，就是把豆子、麦片、蔬菜、煮过的水果和香蕉，混在一起打成泥，一天吃 3 次，饮料只能喝水，并且两餐之间绝对不能吃东西。

接下来换小璐了。看见女儿爬上那张高高的木头桌接受检查，我有似曾相识的感觉，我以前就是坐在那里。丹玛医师开始检查，她跟小璐说话时，语气和蔼亲切，她的话总是带着正面的鼓励。

她说："这么乖的小女孩，我不会卖掉她的。"我和小璐毕恭毕敬地看着又听着。丹玛医师检查得很仔细，又是验血，又是摸摸背部的皮肤，还仔细检查了头发，然后她看着我，问我有没有人告诉我，小璐对牛奶过敏。

我说："没有。"心里忍不住想到我每天倒那么多牛奶给她喝。

丹玛医师说："我来说说这个孩子的情况。"她说的时候，仿佛亲眼目睹过一样。她讲到耳朵发炎，讲到服用很多抗生素，还有小感冒不断，这正是小璐 5 年来的情况。

她又说："小璐耳朵里面可能也放了耳管"，每件事都给她说中了。然后她叫我坐下来，仔细跟我解释。小璐的血红素只有 60，所以她有贫血。丹玛医师说："大多数的医生不会说贫血不正常，可是贫血是不正常的。每个人的血红素应该是 100，血红素太低就不会健康。如果你照我的吩咐去做，孩子就会健康起来。如果你不照我的吩咐去做，就不要跟别人说我是你的医生。"这些话言犹在耳，从来没有人用这么坚定却充满关爱的语气跟我说话，我知道她的关怀发自内心。她开始解释消化系统的运作原理，她很反对喝牛奶，她说很多孩子罹患贫血是因为喝牛奶。

她说："连动物在断奶之后，都不会再继续喝奶，但人类断奶之后却照常喝奶。至少要两个礼拜，才能彻底清除体内残留的牛奶，这包括所有的乳制品。"我当初真应该把这些话写下来，我问她需不需要在两个礼拜后回诊。

她说："不用。如果你照我的吩咐去做，就不需要回诊。如果你没照我的吩咐去做，就不要再浪费你我的时间。"我听了就知道她是认真的，她由衷希望我的孩子能够健康快乐，我很感谢她如此坦诚。回家路上，我想起小时候，丹玛医师如何吩咐我的母亲，要煮米豆和卷心菜给我们吃，她说这是最营养的食物。我母亲真的照着她的话去做了！许多年来，我们每个礼拜至少吃一次米豆和卷心菜，母亲也不让我们在两餐之间吃点心。

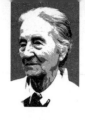

这套方法对我很有效，所以一定也会对我的孩子有效，看来我们要准备改变一些生活习惯了。后来小璐的皮肤和鼻塞好了，3 个女儿的健康大大改善，只需做每年的例行检查就够了。

无比有爱心

莉兹·梅（Liz May）
佐治亚州沃特金斯维尔（Watkinsville）

丹玛医师一直是我们全家最棒的老师、医生和朋友！1989 年，我的双胞胎儿子普雷斯顿和杰克一岁的时候，曾经跟丹玛医师一起出现在 NBC 电视台。

丹玛医师带给我女儿很大的帮助。娜塔莉还是婴儿的时候，虽然我们从她一出生，就按照固定的作息时间表来照顾她，她在吃的方面却有问题，于是我和先生带她去看丹玛医师。丹玛医师说她想看看我女儿进食的情形，但她吃完没多久，就把吃进去的全都吐出来，吐了一地。我立刻把女儿交给我先生乔伊，想去清理地上的秽物，但是丹玛医师不让我来，她坚持自己跪在地上清理秽物，她当时都 90 岁了！她一定要我跟宝宝坐在一起，她跟我说过很多次："世上最美的一幅画，就是快乐的母子图，这世上没有比这更纯的爱。"也许是没有，我通常不会反驳丹玛医师的话，但是她给所有小病人和他们家人的爱，实在很接近那样的爱！

南希·埃尔德雷奇（Nancy Eldredge）
佐治亚州 Lithia Springs

丹玛医师是个了不起的女士。我女儿 3 岁时，我开始带孩子去看她。莫丽有慢性耳炎，本来已经约好时间要去放耳管，但我和先生都觉得不安心，最后决定去找丹玛医师。

丹玛医师只看了一下就说："他们最喜欢在这种耳朵里面放耳管，千万别让他们这样做！我会开给她抗生素，只要全天候按时服用 72 个小时，她就会好。"丹玛医师并不知道我们为什么来看她，她只是做点例行的检查，就发现了这个问题。我女儿的耳炎后来都没有再复发！

丹玛医师不但是我所认识最优秀的医师，她也表现出难能可贵的爱和奉献。1994年1月，我惊慌失措地打电话给她，因为我7个月大的儿子R.J.便秘，非常疼痛，丹玛医师叫我立刻带孩子去急诊室。儿子的情况很严重，被诊断出是先天性巨结肠症（Hirschbrung's disease），开始接受治疗。医生建议开刀来矫正，但他说我们应该先试着用药物控制几个月。刚开始那6周，儿子的情况还好，但后来开始出现问题，因为他的免疫系统变弱。一个月内就有3次，我在丹玛医师休诊时打电话给她，每一次她都叫我带孩子到诊所给她看看。第一次去时，我告诉她怎么回事，她的回答令我惊讶。

她说："看到他让我松了一口气，我这几个礼拜一直在为一个患有先天性巨结肠症的孩子祈祷，却不知道是谁。"她相信只要我们照着现在的治疗计划，我儿子就可以痊愈。到目前为止，儿子的状况都很好。

我真心相信，上天把丹玛医师放在世上，不只是为了医治孩子和教育父母，也是要鼓励所有的母亲尽忠职守。她给我很大的鼓励，让我觉得身为母亲是我所能做的、最伟大的工作。她说得真对。

松了口气

南希·派尔（Nancy Pyle）

佐治亚州罗斯威尔（Roswell）

儿子约翰3个月大时，有严重的肠绞痛，痛到白天晚上都没办法睡觉。他常常痛到尖叫不停，吃什么就吐什么。丹玛医师列了几样固体食物，吩咐让他配燕麦粥吃，他吃了之后没有再吐，整个人像脱胎换骨一般！之前看了很多小儿科医师，一点帮助也没有，只会说一些空洞的话："这个状况长大就会好。"看过丹玛医师后，我真是松了一口气，我永远忘不了她那些有智慧的话，还有她和蔼的态度。

莉·明茨（Leigh Smith Mintz）

佐治亚州罗斯威尔（Roswell）

我是在1988年的时候，第一次听到丹玛医师的名字，是一个加油站

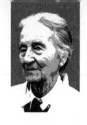

的服务人员告诉我的。当时我 2 周大的孩子，正坐在我旁边的婴儿汽车座椅上，他问我孩子在晚上有没有一觉到天亮。我看着他，觉得很纳闷，怎么会有人问这么疯狂的问题。当时我是个新手妈妈，身体的疲惫已经超过负荷。儿子卡麦伦从医院回家之后，我每天晚上都要被他吵起来不知道多少次，我当时以为这是正常的，新生儿怎么可能一觉到天亮呢？这个服务人员有 9 个孩子，但每个孩子都在出院回家 3 天后，就能够一觉到天亮。他说丹玛医师有办法。

我问他："这个医生在哪里？"他告诉我地方，第二天我就立刻去看丹玛医师，还带了一个怀孕的朋友一起去。到了那里时，只见到一间不起眼的办公室，门上贴个牌子写着"周四不看诊"。可是我非见她不可啊！也许我应该明天再来……可是我实在受不了还要再煎熬一个晚上！我看见隔壁有一栋白色的大房子，也许是她家。当我敲她家的门时，她一定看出我脸上那绝望的表情。

她说："我们来看一下你的宝宝。"我们走到她的办公室，跟这个有智慧的女士相处了 2 个小时。我真希望当时手上有一台录音机，她每一句话都很有道理，都是简单的常识。我们好像把生活弄得很复杂，但丹玛医师谈人生中最重要的事，还有这些小生命有多么重要。她实在是个了不起的人。

"把宝宝喂饱，拍背打嗝，换上干净的尿布，然后就放到床上睡觉。检查一下婴儿床，如果床上没有蛇，你就可以走了——意思就是说，别再吵宝宝了。宝宝想哭就让他哭，哭对他有好处。"她说话既幽默又有智慧。

我的朋友问："做什么会对孕期有帮助呢？"

丹玛医师回答说："要常常笑。"2 小时咨询，看诊费才 8 美元。跟这位特别的女士相处之后，你就晓得她真的是上天赐给我们儿女的一大礼物。

诺拉·皮茨（Nora Dolberry Pitts）
佐治亚州达拉斯（Dallas）

我带老大去看丹玛医师之前，是按照宝宝一哭就喂奶的方式，而且宝宝想睡时就让她睡。如果宝宝哭超过 5 分钟，我就会把她抱起来哄她。等宝宝到了 3 个月大时，我因为睡眠不足，神经已经崩溃，我先生不知道还有没有机会在家好好吃一顿饭，还会不会有干净的衣服可以穿，我则是觉得走投无路。

丹玛医师叫我按照固定的作息时间来照顾女儿，她告诉我，让宝宝哭不但没关系，其实还对宝宝有好处，哭可以清通鼻子，可以增强肺功能。

短短一周内，我们全家就快乐很多。宝宝和我都可以一觉到天亮，我的心情改善，晚上不再睡眠不足。参照丹玛医师的作息时间表去做之后，很快的，我就能够为全家料理营养均衡的三餐。想到我给全家人吃的食物，能够让他们更健康，心里就感到很欣慰。以前哭闹不停的宝宝，现在可以满足地在游戏床里自己玩，而妈妈也能够顺利地把家事做完。

问题解决了

西莉斯特·弗雷（Celeste Frey）

佐治亚州卡明（Cumming）

我有 3 个女儿和 3 个儿子，我在第三个孩子 10 个月大时，第一次见到丹玛医师。有一天，有个朋友听到我老三发出气喘的声音，就建议我去看丹玛医师。

我 1989 年第一次去看丹玛医师时，老三患有贫血，还有耳炎和肠胃炎。丹玛医师说，他可能也有气喘，但应该会在 5 岁到 9 岁之间自然痊愈，果真没错。她叫我扔掉奶瓶和婴儿配方奶粉，开始照她的吩咐给孩子吃东西，并且每 3 个小时给孩子吃 1 次抗生素，持续 72 个小时（设闹钟来提醒）。我按照她的吩咐去做，孩子的情况很快就改善了，他也不能吃黄豆食品。她说，如果孩子的气喘发作，就给他洗个热水澡，让他吃一颗婴儿阿司匹林。这个做法非常有效，平常不管哪个孩子得重感冒，我们都会这样做。她建议地下室要用除湿机，老三房间的地板不要铺地毯，不要在家里抽烟，长霉菌的地方都要用漂白水消毒（像浴室、车库门等）。我们直到今天还是继续这样做。

我最小的 3 个孩子都是按照丹玛医师的吩咐吃食物泥，他们都没有对什么食物过敏，也没有气喘。我们家也都只是喝水，两餐之间不喝果汁、

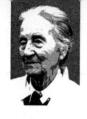

牛奶或汽水，这样小孩子就不会在小便时有灼热感。

我们非常敬爱丹玛医师，我的孩子说，去丹玛医师的诊所就像去见一位慈祥的奶奶一样。每次去诊所看她，都是一个美好的心灵体验。她愿意花时间跟我们一同检视生命，教导我们养育儿女，并且分享她多年的智慧。

珍妮蒂·威廉斯（Jannette Williams）
佐治亚州 Canton

我第一次见到丹玛医师，是在女儿迪克西9个月大的时候。我那时一直在为女儿寻找奇迹，希望可以不用在她的耳朵里放耳管。一想到要放耳管，我就觉得很害怕，在体内放外来的东西，好像很不自然，还要期待身体不排斥这些外来的东西。女儿4周大时，我的乳汁不够喂饱体重4.5千克的宝宝，所以开始给她喝配方奶。从这时起，她开始有发炎的现象，我们每两周就要去诊所报到一次请医生换一种药，因为之前开的药没效，后来还引发霉菌感染。牙医也说，剧烈的呕吐和发高烧，使得她臼齿上的珐琅质产生裂痕。

这个孩子真是受够罪了，该去找一个能够找出病因的医生了，而不是找那些只会一直开药换药的医生。我是从小姑那里得知丹玛医师，她的孩子因为长疹子去看过丹玛医师。我们第一次去见丹玛医师时，她就花了一个小时跟我们说明她的做法，以及她这样做的原因。

所有的乳制品、果汁和糖都不能再吃了。假如你告诉我，光改变我们的饮食习惯，就可以治好孩子的耳朵，我一定会说你疯了。可是这个做法真的有效，真的管用！短短3天内，女儿整个人脱胎换骨，从此耳朵再也没发过炎。

我常祈祷盼望着，能有一个人来跟丹玛医师学习，让她的医术理念能够传承下去。丹玛医师，谢谢你，你又救了一个孩子！

没有办法时

贾丝廷·格洛弗（Justine Glover）
佐治亚州卡明（Cumming）

丹玛医师真是个国宝。1994 年 4 月 5 日，我生下一对双胞胎。在 42 岁的高龄下，我终于生了孩子，可是宝宝提早 8 周报到，儿子托马斯体重 2000 克，女儿爱丽珊德拉的体重只有 1600 克。女儿的身体没什么问题，只是体重较轻，在早产儿病房住了一个月，但儿子的身体却有问题。

儿子的心脏有个小活瓣无法完全关闭，医生认为这导致他没有足够的氧气。奇妙的人体为了应付这种情况，就去抢夺次要器官的氧气，因此他有一寸的小肠，缺乏足够的氧气已经有一小段时间，导致肚子膨胀。上天让我们的医生及早发现这个问题。儿子一周大就需要动手术，切除受损的那段小肠。儿子后来也回家了，而且只比健康的姐姐晚了 4 天，带着人工肛门回家了。他的大肠尾端暴露在外，排便时需要排到便袋。仅仅 6 周后，他的体重就增加到可以再动手术拿掉人工肛门。我们以为一切都很顺利，等我们打包好准备回家时，才发现儿子体内的缝线断裂，引起瘘症（fistula），只好安排第三次的手术来解决问题。儿子术后复原良好，我们终于可以带他回家了。

儿子现在可以正常排便了，却发生尿布疹，严重到流血。这可爱的孩子已经吃了不少苦，看他得一直忍受疼痛真的让我们很心疼。所有的专家都认为尿布疹会自然痊愈，随口建议了十几种办法，有的建议不要穿尿布，有的建议擦各种药膏，但都没有用。我的儿子继续在痛苦中煎熬。有一天下午，我在超市遇到一位护士，她在北方医院的加护病房工作，当初在医院里照顾过我的女儿，我恳求她给我一点建议。

她立刻说："在没有办法时，就要去找丹玛医师。"我在医院担任语言治疗师，所以听过丹玛医师的大名。第二天早上，我和母亲一起带儿子去见丹玛医师。丹玛医师一听完描述就告诉我们，如果儿子每次喝完奶就排便，表示他对那个牌子的配方奶过敏（那还是一种昂贵的特殊配方奶），她建议改用黄豆成分的配方奶，并且开处方让我们去买磺胺软膏来擦。丹玛医师说，儿子的小屁股虽然红肿得厉害，可是 4 天内应该会好。我眼睁睁看着儿子痛了 3 个月，这句话正是我当时最需要听到的，事后也证实丹玛医师的话没错。

丹玛医师又严肃地告诉我，必须给孩子订作息时间表，确定什么时候该喂奶、睡觉、洗澡等，基本上就是要享受生活、享受育儿之乐。她强调

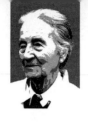

必须等宝宝的胃部清空后，才能够再喂奶，也强调绝对不要因为宝宝哭，就以为宝宝饿了。她说我应该在晚上 10 点喂最后一次奶，然后就要送宝宝上床睡觉。当时我实在已经筋疲力尽，累到精神恍惚。

我按照她建议的作息时间表去做之后，两个宝宝晚上都能够一觉到天亮，白天心情愉快，不会吵闹，而且一直都很健康。我从此展开了新生活！两个原本瘦弱的早产儿，突然变得白白胖胖。儿子到了 9 个月大时，体重已经有 11.5 千克，超过了生长曲线，我们都笑他看起来像个迷你的美式足球线卫！女儿的体重是 9 千克，在生长曲线中是第七十五个百分位。

每个人都应该有一位像丹玛医师这样的奶奶、医生和邻居。我们带孩子回诊做例行检查，每次只要花 10 美元，就能够得到咨询服务和正确的医疗建议！每次看完诊离开，都会对世界充满希望，因为丹玛医师对家庭、工作和爱都抱着正面积极的态度。丹玛医师很有幽默感，她对我说，母牛带小牛比我带孩子还要厉害，因为母牛不像我这样，会被自己的脑袋给弄糊涂了。丹玛医师叫我要用脑子想一想，她强调我其实很清楚该怎么做，我应该回家好好照着自己的直觉去做。丹玛医师就是这么特别，她真心相信做父母的有能力把孩子照顾好，她比我们自己还有信心。丹玛医师知道，在她的鼓励之下，我们更能够把孩子照顾好。丹玛医师有一句话说得很对，她说她不能退休，因为还有很多父母需要教育。我很高兴自己也能像许许多多人那样，对她说："谢谢你，丹玛医师。"

埃里克和蒂法妮（Eric and Tiffany Moen）
佐治亚州萨沃尼（Suwanee）

丹妮尔的耳朵经常发炎，到了 2 岁的时候，我们跟医生开玩笑说，我女儿应该享有老主顾的折扣才对，因为她来过这么多次，每次挂号费就要 50 美元。女儿服用的也是最贵的抗生素（Ceclor，每张处方的药费又要 50 美元），却不见得有效。她的耳朵每个月都要发炎一两次，全家都不好受。

6 个月后，我们搬到卡明市（Cumming），听说了丹玛医师的大名。丹玛医师告诉我们，只要别再让女儿喝牛奶，耳朵就不会再发炎。果真没错，女儿现在 6 岁，耳朵没再发炎过。有一天我遇到女儿以前的小儿科医生，就跟他讲起这件事，他竟然回答说："一般孩子满 2 岁后，耳炎本来就会自然痊愈。"这种封闭的态度实在要不得，竟然不愿意承认正确的饮食很重要！

珍妮·克罗默（Jenny Cromer）
佐治亚州 Buford

1993 年 4 月 17 日中午 12 点零 6 分，我的独生子麦克出生了。他很健康，体重 4000 克，身长 56 厘米。医院护士吩咐我，一定要让宝宝侧睡或仰睡。后来我们带宝宝回小儿科医师那里，做 2 个月大婴儿的例行检查，医生注意到宝宝的后脑勺有一块扁平的地方，就吩咐我，说宝宝侧睡时，要让他轮流睡不同边，一个月后再回来检查。到时候如果扁平的情况没有改善，他会介绍我们去看一个外科医生，让他帮宝宝把长在一起的头骨重新归位。不用说也知道，我当场吓坏了，回来后不知所措，只知道哭。

教会有两个朋友一直鼓励我去看丹玛医师，可是想到丹玛医师的年纪那么大，我就心存怀疑。不过，那个小儿科医师的一番话，让我不管什么都愿意试试看了。所以我打电话给教会这个朋友，请她带我去找丹玛医师。丹玛医师帮我的儿子做了检查后，说我儿子非常健康，我听了当然大大松了一口气。她叫我千万别让任何人来切我孩子的头，她说我应该开始让儿子趴睡，他的头型就会自然恢复原状。我的儿子现在 19 个月大，后脑勺完全看不出有扁平的地方。

感谢丹玛医师，她帮我们省了很多钱和眼泪。她让我觉得，我不需要靠医生的帮助，就可以做个好母亲。我现在会跟每一个人推荐丹玛医师了！

"舍近求远"

梅拉尼·多丽丝（Melanie Y. Doris）
佐治亚州费耶特维尔（Fayetteville）

我没见过像丹玛医师这么有智慧的人，她告诉我们，帮儿子尼古拉斯

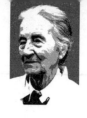

换尿布时要让他趴着，结果真的很有效！趴着比较容易清理，也不会被尿喷到。儿子刚出生时，医院吩咐我们要让他侧睡，有些人则叫我们要让他仰睡。我们觉得丹玛医师的建议最有道理，她说要在婴儿床的床单下面铺四条大浴巾，然后让宝宝趴睡。我们照着丹玛医师的建议去做，结果儿子的头型很漂亮。我们从不担心儿子会窒息，因为万一他的脸朝下，下面的浴巾也会透气。儿子也很早就会控制他的头部，因为趴睡让他有机会自己转头换边。

我们刚开始是看家里附近的一个小儿科医生，偶尔才去看丹玛医师（开车要1小时）。但是才看过丹玛医师几次，我们就发现她的话很有智慧，加上65年的经验和对信仰敬虔的态度，真的很值得我们开这趟远路！现在儿子每次生病，我们都会直接去找丹玛医师！她真的很爱小孩子，我认为她是全世界最好的医生。我爱死她了！

简·温切斯特（Jan P. Winchester）
得州 Copell

我在葛连里吉路长大，离丹玛医师的诊所很近。我现在有5个孩子，老幺刚满月，老大8岁。虽然我们住在得州达拉斯，但我从来不带孩子去看这里的医生。我经常回亚特兰大的娘家，我们都是等回去时，再去看丹玛医师。今年我们回娘家过圣诞节，就带老幺去看丹玛医师。当时我心想，前面已经喂了4个孩子母乳，老幺对我来说是小事一件，而且他的情况看起来跟哥哥姐姐差不多，所以应该跟哥哥姐姐一样健康。可是5周大的老幺，体重只有3600克，比出生时的体重还少将近400克。丹玛医师说宝宝根本没吃饱，就教我怎么按时间表喂奶，先喂母乳，再喂配方奶。现在宝宝可以一觉睡到天亮，身体非常健康。

我的孩子是接受在家教育，我很珍惜丹玛医师实用的建议和关爱。因为丹玛医师的缘故，我6岁的女儿说，她将来长大要当小儿科医生，而且要把诊所开在丹玛医师的诊所隔壁，这样万一有问题的话，她可以马上跑去问丹玛医师！

连我们有一次去科罗拉多州度假滑雪时，都还打电话向丹玛医师求救，因为我先生突然很不舒服，我们还以为他生了什么重病。结果试了丹玛医师的镁乳（加灌肠）治疗方式之后，立刻见效！后来我先生去纽约出差时，甚至跟公司的总裁先生分享那次的经验。当时总裁先生身体不舒服，他觉得我先生疯了才会提出这种建议，但若不这样做，就只能送急诊了。总裁先生选择了丹玛医师的治疗方式，现在成了丹玛医师的忠实支持者。丹玛医师影响了许许多多的人，真的非常感谢丹玛医师。

帕姆·坎贝尔（Pam Campbell）

阿根廷（Argentina）

我是住在海外的宣教士，因为这个缘故，我特别感激丹玛医师，还有她对养育孩子的建言。我是在老大出生后，才认识丹玛医师，当时我们住在加州，但我有一个住在亚特兰大地区的朋友，跟我提到丹玛医师在她的《每个孩子都该有机会》一书中，谈到一些革新的想法和观念。在那个鼓吹"宝宝一哭就喂奶和自由生活"的年代，丹玛医师的建言确实很新鲜。我们选择照她的建言去做，她的书提供给我们许多宝贵的信息。我们旅居美国一年半才回到宣教工场，而《每个孩子都该有机会》这本书一直是随身良伴，帮助我们给女儿最好的学习和成长机会。

我们家老二在海外出生，我们再度从丹玛医师的书中，寻找鼓励和建议。我们实在欠丹玛医师太多了，赞美神让我们有机会认识这么牺牲奉献、这么有爱心的人。谢谢你，丹玛医师，你影响了我们的人生，还有我们孩子的人生。

无限感恩

黛安娜·伦哈特（Diane Leonhardt）

佐治亚州玛丽埃塔（Marietta）

丹玛医师不只帮助过我的女儿一次，而是两次。第一次是在 1994 年，当时我 5 岁的女儿丹妮尔因为患了哮吼症（croup），正在服用抗生素，并使用吸入剂。我们花了几百美元的医药费，可是 11 天后，她的情况仍未好转。

后来我听说丹玛医师仍在执业，就立刻打电话给她。结果她不但在 3

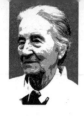

天内治好我的女儿，还指出我怀孕期间发生的问题是怎么一回事，我这样讲真的一点也不夸张。我怀孕时在床上躺了6个月，看过5个妇产科医生，但都找不出病因，他们给了几种不同的说法，但都不正确。我把症状告诉丹玛医师，她立刻肯定地说，我有前置胎盘。她只收我8美元，之前我们不晓得已经花了多少冤枉钱。

丹玛医师第二次帮助我们是在今年，当时我女儿被送进急诊室，因为她发烧、出疹子、哮吼症发作、呕吐。我们在候诊室里等了6个半小时，他们不准我女儿吃东西或喝水。最后小儿科医生终于进来了，前后待不到10分钟，他告诉我们链球菌化验结果是阴性，但他们会再化验一次。他开了两天的抗生素，说会再跟我们联络。结果女儿的情况越来越严重，最后在打了八通电话之后，他们说化验结果仍是阴性。我立刻去找丹玛医师，才短短10分钟，就发现原来女儿得了严重的猩红热！这种病可是会死人的，她有可能因为这样丢了小命！回家路上我哭肿了眼，为及时带女儿看丹玛医师而感恩。

结果女儿3天内就好了！丹玛医师简直就像个天使。女儿后来的状况一直维持良好，我们希望这样就不用割除她的扁桃体，即使她之前的猩红热非常严重，所有的症状都出现过。如果我第一天就带她去看丹玛医师，她就不用吃这么多苦头。后来我们到丹玛医师那里回诊，她简直不敢相信我女儿这么快就好了。

丹玛医师说："这真是个奇迹，扁桃体都完全消肿了！"我喜极而泣，忍不住上前拥抱她，不断地向她道谢！祝福这位善良的女医师，她真的是打从内心关心我们的孩子。

劳拉·乔治（Laura L. George）
佐治亚州 Woodstock

我第一次听到丹玛医师的名字，是在1980年，当时我正怀着老大。有一天，我跟几个新手父母朋友讨论怎么选择小儿科医生时，他们提到了丹玛医师。我很惊讶地听到，竟然有这么好的一个女医师，已经八十几岁了，还在执业，而且每一个认识她的人，都对她赞不绝口。我后来发现，你不会只是"认识"丹玛医师而已，你会去"经历"她这个人！当时周遭每个人都劝我选择这位有智慧的医生，但我心想，她一定不可能再执业太久，所以为了现实的考虑，我找了一个比较年轻的医生。但是15年后，丹玛医师仍在执业，而我原先找的那个医生，早已在7年前关掉诊所，改到医院做行政管理工作！

　　要不是我们家在1990年遇到一个危机，我恐怕不会认识丹玛医师。那年10月中旬的时候，我先生开始咳得很厉害，而且越来越严重，但他很能忍耐，选择不看医生，打算让咳嗽自然好。两个礼拜后，他和他的弟弟一起到德国旅行两个礼拜，在那里的时候，咳嗽越来越严重。就在同一天晚上，快2岁的女儿艾比开始有点干咳，我刚开始并不担心。几天后，她咳得越来越厉害，很快地，她开始在半夜醒来，发生痉挛，每次持续10~15分钟之久，结束时还会窒息喘不过气来。有一天下午她睡午觉时，大儿子跑下楼来告诉我，说妹妹在婴儿床上好像不能呼吸，脸色发青。我赶到的时候，她情况正渐渐缓和下来，后来我才知道那是痉挛发作。我立刻带她去看我们的家庭医生，他的诊断是鼻窦引流出问题，虽然没有其他的症状，他仍然开给我含有"可待因"的泰诺（Tylenol），让女儿晚上可以睡觉（我可没说谎）。我当然不满意这个处理方式，可是我不知道还能怎么办。我决定不让女儿服用这个药，我决定等一等，看看接下来几天的情况如何。她当时没有别的症状，似乎没有不舒服，也不像会有什么立即的危险。再过几天我先生就会回来，可以帮忙决定该怎么办。女儿的咳嗽越来越严重，有一天半夜再度醒来抽搐，我查了家里的医学书籍，想了解到底怎么回事。结果看了之后，吓得全身冰冷，女儿可能是得了百日咳，这是孩童易得的疾病，对2岁以下的孩童特别危险。我们家还有个刚出生的宝宝，他也开始咳嗽了。

　　这些年来，我听说过丹玛医师在百日咳疫苗上的研究工作，毋庸置疑，她这项研究拯救了许许多多孩子脱离百日咳的魔掌。我心想，没有人比丹玛医师更能够认出这种疾病了。我打电话到她的办公室，没想到竟然是她接的电话。

　　丹玛医师问："她有没有发烧?"我女儿没发烧，所以我松了一口气，以为也许我搞错了。

　　结果丹玛医师的回答把我吓坏了，她说："她可能是得了百日咳，你

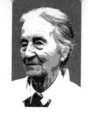

马上带她过来。"

我们来到她那间古雅的乡下诊所，她从后门带我们进去，免得传染给候诊室的孩子。女儿在接受检查的时候咳了起来，咳到喘不过气，脸色发青，全身突然瘫软，眼睛向后翻，身体开始抽搐。我跟 6 个孩子站在那里，满脸无助，哀求丹玛医师赶快想办法。感觉好像过了好几个小时，女儿的痉挛才渐渐缓和下来，这是百日咳的典型症状。丹玛医师从头到尾都保持冷静掌握状况，一面跟我女儿说话，一面鼓励我。很快她就证实了我所害怕的事，她说这是一个很典型的百日咳病例。她说她真希望可以带我女儿去奥古斯塔市（Augusta）的佐治亚医学院，让那些医学生看看百日咳的症状。这个疾病显然常常被误诊，这我可是太了解了！

女儿的痉挛停下来后，丹玛医师开始跟我解释，为什么她会花那么长的时间，研究如何对抗百日咳。在 20 世纪 40 年代，有一次在短短一个礼拜内，她束手无策、眼睁睁看着同一个家庭中的 3 个孩子死于百日咳。在百日咳疫苗与治疗百日咳的抗生素问世之前，有成千上万的人被百日咳夺走性命。这番话令我震惊，让我很害怕女儿的情况。这时 3 个月大的儿子在旁边咳了起来，丹玛医师问我，他咳了多久了。

"如果他可以熬过这个礼拜，大概就不会有事了。"丹玛医师轻描淡写地回答，像在预测雷电雨一样。我听了却吓得全身动弹不得，但她开给我抗生素，并且仔细教我服用方法。那天开车回家的路上，我的脑筋一片空白，我还记得当时心中忍不住浮现出，替最小的两个孩子办丧事的情景。

我打电话告诉前一天才返家的先生。接下来 3 个礼拜，每隔 3 小时就要给孩子吃药，连晚上也不例外。一个又一个的夜晚，在孩子咳得喘不过气、脸色发青、呕吐时，我们就陪在他们身旁。当孩子喘气时，我们可以听见百日咳典型的哮喘声。我每天都打电话给丹玛医师，倾吐我内心的疑问和恐惧。

她总是说："我很高兴你打电话来。孩子现在怎么样了？"每次听到她笃定的声音，我就觉得放心，她说我照顾得很好，这种病要好是需要时间的。很多人反对我们的做法，一直叫我们送孩子去住院，接受呼吸治疗，服用各种药物，甚至叫我带孩子去看一个"真正"的医生。每次有人给我建议，我就打电话给丹玛医师，拐弯抹角地问她的想法。她总是回答说："你又在听朋友的意见了。你只要照着我的吩咐去做，不要管别人说什么。"

在这段期间，丹玛医师的先生患有心脏衰竭，她在家照顾他。他们结婚六十几年，眼睁睁看着另一半的病况逐渐恶化，丹玛医师的内心一定很痛苦，但是我每次这样慌慌张张打电话给她，她都没有让我感觉到一丝的不耐烦。她的反应正好相反，在她遭逢人生最沉重的考验时，她仍然如此关心我们的家庭。就在我们家小孩的病情逐渐好转的时候，丹玛医师的先生过世了。是丹玛医师挽救了我们家宝贝孩子的性命。她这样无私无我地服务我们全家，让我们永远心存感激。再也找不到像她这样的人了。

生活导师

写下面这几封信的葆拉·刘易斯（Paula Lewis）、温迪·埃科尔斯（Windy Echols）和苏珊娜·米勒（Suzanne Miller），都是提多书二章中所讲的那种生活导师（见提多书 2 章 3—5 节），她们从丹玛医师那里受到的训练，使得她们能够为新手父母指点迷津，帮助了许许多多的年轻母亲。

葆拉（Paula Lewis）
佐治亚州 Smyrna

我对丹玛医师有非常美好的童年回忆。我们家有 4 个孩子，每个孩子都曾经因为生病而得到丹玛医师的帮助。我的大姐曾经感染严重的猩红热，而我们全家每个人都感染过百日咳，连母亲也不例外。丹玛医师说母亲的病叫"护士的咳嗽"！

我们每次去看丹玛医师，母亲总会带着午餐一起去，因为不知道会等多久，没有人预约，所以每个家庭都要排队看病。丹玛医师总是先检查新生儿和患重病的孩子（当然是分开检查）。母亲会让我们当中没生病的孩子，和诊所内的其他孩子一起玩。

我们只看丹玛医师这位医师，丹玛医师说的话，母亲全照着去做。我

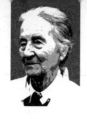

记得母亲每天都会为我们煮一顿热腾腾的丰盛早餐，我们家孩子很少生病，我相信这是因为有正确的饮食。我和我的手足现在已经六十多岁，健康状况仍然良好。

我初为人母时，丹玛医师 63 岁，很多家人和朋友都说她年纪太大，可能很快就会退休，但我知道没有比丹玛医师更好的医师。她教我怎么照顾孩子，面面俱到，她爱所有的小病人和他们的母亲，尤其喜欢那些照她的话去做的人！

我尽量照她的话去做，帮助孩子长得健康、强壮、可爱。丹玛医师总是让我觉得，我是她见过最好的母亲。她对我有信心，相信我可以做个好母亲，因为这样，我对自己有信心，直到今天仍然如此。

我的儿子很崇拜丹玛医师，丹玛医师还帮助我们为儿子的教育做一些决定，我们相信这是儿子在学业上和事业上成功的关键。儿子的生日在晚秋，我们决定让儿子晚一年、到 7 岁才入学，这样会更成熟一点，丹玛医师支持我们的决定。

后来证明这是个明智的决定，儿子高中以优异成绩毕业，到佐治亚理工学院读大学和研究生。虽然他和妻子无法生育自己的孩子，但是他经常跟朋友分享丹玛医师的育儿建议，也随时可以跟一些父母分享，如何训练新生儿一觉到天亮！

我们的女儿有幸生养 12 个孩子！丹玛医师给我女儿很多帮助，我们多次一起去丹玛医师的诊所，通常是做新生儿健检，在那里留下许多甜蜜的回忆。我那些孙子孙女们都爱上了丹玛医师，也会聆听她对人生的许多智慧建言。他们都长得健康强壮，很有教养，愿意为未来的志向努力。

我很高兴我们现在有了新一代的"百岁妈妈"！我的长孙和他的妻子生了 4 个漂亮的女儿，其中 2 个是双胞胎。这些孩子没有见过丹玛医师，却从她们的外婆（我女儿）那里，因为丹玛医师的建言而受益良多，他们的外婆非常懂得指点年轻的妈妈。

每个孩子都应当有一个机会，我很开心可以带家人和朋友去认识丹玛医师，向丹玛医师学习，对我来说，丹玛医师就像奶奶一样。我非常认同她一生致力于给每个孩子一个机会，也希望每个做母亲的，都能够享受让女人在家庭中体验的那种喜乐和乐趣。假如我当初没有跟随母亲的做法，假如我的人生没有受到丹玛医师的影响，真不知道我和我的儿女今天会变成怎样。我真的非常感谢丹玛医师。

温迪（Windy Echols）
佐治亚州 Jefferson

我坐在这里看着我7个孩子和丹玛医师的合照，心中不由得冒出一股暖意，而且忍不住想笑。我想笑是因为我记得那天发生的糗事，我们忘了帮老幺带纸尿裤……结果我们不希望发生的事，就在我们照这张相片时……发生了！一照完相，我的好老公就抱起孩子，负责解决问题，好让我跟丹玛医师把话说完。我握住丹玛医师瘦小的手，再度谢谢她多年来为我和其他许多人所做的一切。

我们在1988年认识丹玛医师，当时我正怀着老大。就跟大多数刚怀孕的女人一样，我每次看到婴儿都会目不转睛。我会去注意那些母亲，观察她们和孩子的互动。很明显的，有些母亲的神情安详而愉快，但有些母亲却似乎很烦很累。因为有这样的观察，当我听到许多母亲说："我带我的孩子去看89岁的丹玛医师，她给宝宝设计很好的作息时间表……"，心里就更加好奇。不久我就迫不及待想认识这位医师，但我有点担心还来不及带宝宝去看她，她就不在了。

有个礼拜四，我和我先生终于见到她了，那天她的诊所关门。当时我离预产期只有8周，我们走进丹玛医师那栋白色的大房子，很轻松地跟她聊了2小时，她温和又有耐心地回答我所有的育儿问题，我们确信这正是我们想要采用的育儿法。

到可爱的埃米莉6个月大时，常有做母亲的来问我照顾婴儿的问题。1989年夏天，我和先生到科罗拉多州接受事奉训练，有一群妈妈哀求我（和我的朋友 Liz May），帮她们上一堂丹玛医师的课。我打电话给丹玛医师，她帮助我整理出一套课程内容，我们那次卖掉40本丹玛医师的书。我当时没有料到，那个夏天竟然开启了一段长期的师生关系——丹玛医师教我，然后我教许许多多的母亲。

接下来11年间，我又生了6个孩子，丹玛医师每次都在一旁帮助我。一年又一年，教导母亲的事不断持续下去，我写了许多文章、主持广播节

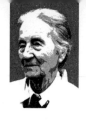

目、开课，最后还出了一张训练影碟，叫《吃饱睡饱的宝宝》。这些都是在传递丹玛医师这套很棒的育儿训练。我觉得自己很有福气，能够遇到丹玛医师！

苏珊娜（Suzanne Miller）

佐治亚州 Canton

我第一次去丹玛医师的诊所时，只有3周大，所以从我有记忆以来，我一直都认识丹玛医师，也爱她。我最早的一个记忆是，检查完身体后，丹玛医师会先在暖炉前把我的保暖内衣烘暖，才让我再穿上。丹玛医师不仅仅帮助我成长，守护我的一生，她还帮助了我的7个孩子。我最后一次以病人身份去看丹玛医师，是为了申请护校去做体检。

在我们家老大还小的时候，就开始有一些母亲问我这个老掉牙的问题："你是怎么让宝宝一觉到天亮的？"我当母亲4年后，丹玛医师救了我一个孩子的性命（见下面马克的故事），而我这个生养众多孩子的母亲，也因为遵守这套很管用的育儿法，已经数不清几次被丹玛医师"救"了一命。

我有几年的时间，在教会教导一群年轻的母亲，重点放在提多书2章的原则，就是要把家务料理好，要爱丈夫、爱孩子。我有幸可以在课程中加入丹玛医师的育儿理念，教导她们如何喂食、训练和照顾孩子。丹玛医师这套方法实用又有爱心，可以营造出一个井井有条的环境，让宝宝吃得饱、睡得饱，而且家中充满爱和恩典。

马克的故事

1981年10月31日，我和先生在早上5点20分被吵醒，因为9个月大的儿子马克发出微小的哭声。我检查了一下，发现他发高烧到40.5摄氏度，这是很不寻常的现象。马克还没生过病，连流鼻涕都没有过。我回想自己在护理学校学过的东西，猜测这大概是长牙或是某个无关紧要的小毛病造成的。

我用酒精给儿子擦澡，他的体温降到正常，我们就送他回床上。隔天早上，他看起来似乎很好，体温甚至略低于标准值。我喂他吃奶，然后喂他吃早餐的食物泥，但是食物泥吃到一半，他突然把吃下去的食物，全吐了出来，而且是呈喷射状，越过了整个厨房。

发高烧加呕吐，这不是好现象，有可能是中枢神经系统出问题。我让马克仰卧，想把他的下巴往胸口拉，却没办法弯。我又试着把他的膝盖往胸口拉，还是不行。这时我们才发现，宝贝孩子得了脊髓膜炎（见39页）。

马克必须立刻送医院，我赶快打电话给丹玛医师。去伊格斯顿（Egleston）儿童医院最合适，但是他们当时没有急诊室，而且只收经由该院医生指示住院的病患。我们也迫切地想听听丹玛医师的看法，却联络不上她。那天是礼拜六，她没接电话。我开始打包，同时心里不断向上天默祷，希望丹玛医师能赶紧回家。

后来我们才知道上天的安排是如此奇妙。丹玛医师当时正和她先生在排队，等着要看足球比赛，心里却有一股很强烈的感动，认为他们必须要回家。她坚持立刻返家，那是她生平第一次有这种感动，她后来说："我这辈子还没遇过像这样的事。"

就在我们准备前往另外一家医院时，我决定最后再打一次电话找丹玛医师，结果电话铃响第三声时，她走进家门接了电话，然后立刻帮马克安排去伊格斯顿医院。就在马克痉挛发作之前，我们及时赶到医院。

初步的诊断很不乐观，为他看诊的医生那天晚上离开医院时，对病情不抱希望。但是万幸我们遇到了一位住院医师——菲尔提斯医师（Dr. Timothy Feltis），他整夜待在马克旁边，即使主治医师走了，他还是寸步不离马克的病床。菲尔提斯医师告诉我们："你们若相信祷告，就赶快打电话请所有认识的人祈祷，这个宝宝正在生死关头。"礼拜天凌晨2点，我们开始打电话给所有的朋友，请他们一起帮我祈祷。隔天，丹玛医师来查看马克的进展。

在接下来关键的几天，菲尔提斯医师和丹玛医师来安慰我们，并给予马克无微不至的照护，没有这些照护，马克熬不过去。我们后来才知道，伊格斯顿医院选用马克的病例来开专题研讨会，给大家看看脊髓膜炎最坏的情况是什么样。结果奇迹发生，马克彻底痊愈了，没有留下任何后遗

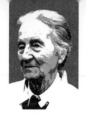

症。我们全家永远都欠菲尔提斯医师和丹玛医师这笔人情债，他们的付出，挽救了我们儿子的性命。

两对双胞胎

米斯蒂·埃科尔斯（Misti Echols）

佐治亚州 Stockbridge

我每次见到丹玛医师，她都跟我说实话。她过了 100 岁生日后，有一次帮我的宝宝检查鼻道，想看看鼻子通不通，就开玩笑地对我说："应该把宝宝弄哭。哭的时候，鼻子就通了……我们可以跟他说国家现在欠多少债！"（没想到百岁人瑞还对时事了如指掌）

我的大嫂有 7 个孩子，是她向我介绍丹玛医师的。我们去看过丹玛医师很多次，她给我们家很多鼓励，我也经常开心地跟别人介绍她的著作，这些体验若是一一写下来，可以写一本书了！我们很有福气，生了两对双胞胎。丹玛医师的育儿法不仅帮助我们家的孩子保持健康，也帮助他们的父母不抓狂。

我们的第一对双胞胎在 1996 年出生，早产 9 周，一个体重 1645 克，一个体重 1675 克，所以必须在新生儿加护病房待一个月，他们在那里得到很好的照顾。两个孩子在回家之前，都需要增加体重，增加肺活量，维持体温，并且可以用力吸吮。

孩子待在新生儿病房时，有一段时间从鼻子插进喂食管，好确保他们摄取到足够的营养。我先生注意到，喂食管要花 4 个小时才会清空，这个观察证实了丹玛医师的说法，她说胃部要花 4 个小时才能消化掉牛奶。

讽刺的是，我们的出院须知上面说，必须宝宝一哭就喂奶，我先生对他们说："谢谢你们无微不至地照顾我们的宝宝，不过为什么要一哭就喂奶呢？你们不是已经让他们遵循一套良好的作息，每 4 个小时喝一次奶吗？"

可爱的护士回答说："我们受训要这样讲。"

于是我们回家了，带着大包小包的新生儿用品，比宝宝还重。我们一到家，就把双胞胎并排放进摇篮，让他们趴睡，然后努力遵行四小时的作息时间表。

我们没有急着停掉半夜那次的喂奶（大约凌晨 2 点），只是每天晚上都延后一点点，让宝宝多哭几分钟再喂奶。等到了原本的预产期，就停掉半夜那次的喂奶。接下来 3 个礼拜，宝宝有时半夜会哭，但过了原本的预产期之后，我们就不再半夜喂宝宝喝奶。

你也许听人说过，早产儿喂奶需要更频繁，因为他们早产，体重很轻，可是打断他们的消化（还记得喂食管吗？），让他们小小的身体更卖力工作，并不能解决问题。必须给胃部时间休息，容许肺部运动一下（哭），然后每 4 个小时让宝宝饱餐一顿，这样做的效果非常惊人。按时间表作息的方法，很快就会让全家都受益，这点你要相信我！

我是同时喂双胞胎吃母乳，让他们吸大约 20 分钟。虽然我的双胞胎孩子早产，但我从不觉得喂奶的时间需要更久。

我通常会在地板上摆个垫子，背靠着沙发，坐在垫子上喂奶。有时我会在沙发上或床上喂奶，但我从未坐在椅子上喂奶，免得还要不时注意别让孩子掉下去。喂完奶后，哪个宝宝比较满足，我就会把他放下来，让他趴着做点运动（抬起脖子和肩膀四处张望），这时再用奶瓶喂另外一个宝宝几十毫升的大豆配方奶。喂完后再喂另外一个宝宝。

后来，我又生了一对双胞胎，这次没有早产，我们也一样为宝宝订固定的作息时间表。我们第二次也是采用相同的育儿法，因为第一次很管用啊！

我要鼓励家有新生儿的父母，一开始就要勤快地按时间表作息，这对宝宝和父母都是最好的做法。有些人可能会鼓励你不必这么严谨，或是鼓励你采用随性的时间表，享受跟宝宝"亲密"的时间。假如我当初采用这种做法，今天恐怕就笑不出来了——我是说真的，若是这样做，我哪有时间洗澡、刷牙啊？各位做妈妈的，让亲爱的老公随时依他的能力和意愿来加入育儿的行列。我知道我的丈夫带给我们全家很多的帮助，从孩子进了新生儿加护病房，他就开始帮忙。我紧急生产之后，都还不能去探望宝宝，我先生就已经知道所有护士的名字。

丹玛医师是那种很特别的人，你一旦认识她，一辈子都会受到影响。她教导我的事，至今我仍然铭记在心，每隔两三天就会想起，不管是教养

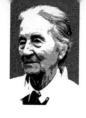

孩子或是准备食物。能够和别人分享我向丹玛医师学到的事，实在是很特别的荣幸。

莎伦·约瑟夫（Sharon Joseph）
佐治亚州阿法乐特（Alpharetta）

我很喜欢双胞胎，帮宝宝建立固定的作息时间，会让他们变得超好带！他们刚出生时，我们住在印第安纳州，所以不认识丹玛医师。我们是从一个实行在家教育的朋友那里，得知订作息时间表的做法。这个朋友随丈夫派驻德国时，在那里生下老大，照顾她的德国护士教她如何按时间喂奶。后来我们搬到亚特兰大，丹玛医师证实我从朋友那里学到的方法是正确的。

我的双胞胎儿子提早 13 天出生，体重分别是 3260 克和 2550 克。兄弟俩刚开始吃母乳吃得很好，但是第 6 天时，两个宝宝都不肯吃左边的奶，可能是因为我左边的乳头比右边的乳头稍微大了一些，形状也不同。两个宝宝拒吃了 5 天。

我当时压力很大，因为我实在不想喂配方奶，我相信在正常的情况下，每位母亲都能分泌足够的乳汁来喂饱孩子。我也相信只要母亲健康，好好照顾自己，摄取充足的水分，得到充分的休息，那么宝宝需要喝多少奶，乳房通常就会分泌多少乳汁。所以我去租了一台电动挤奶器，并且继续鼓励孩子吸奶。

我会先让一个宝宝吃右边的奶，如果另外一个宝宝不肯吃左边的奶，我会对他唱唱歌、摇摇他，走动一下。因为这个问题，每次喂奶时，两个孩子必须轮流用奶瓶喝左乳挤出来的奶。

最后，（体重较重的）哥哥终于肯吸左边的乳头，于是我就只用左边的乳头喂他，试了一个礼拜，等情况稳定下来，我也让弟弟试左边的乳头，终于他也可以吸左边了。从此之后，我可以同时喂他们 10 分钟，拍背打嗝，然后放回同一边乳头继续喂奶。下次喂奶时，我会让他们换边。

从宝宝一出生我就训练他们适应每 4 个小时喝奶 1 次的作息时间，哥哥大概 3 个半小时后会哭，但我会让他等到 4 个小时。弟弟比较爱睡觉，我必须叫醒他，想办法让他在喝奶时保持清醒，我会搔他的脚底，揉他的背，有时甚至脱他的衣服。哥哥喝奶很猛，弟弟才开始要喝奶，他就已经准备好要打嗝。我同时喂兄弟俩喝母乳，像抱美式足球的姿势，另外我也使用哺乳枕来帮忙固定。我喂完奶后，也按照相同顺序帮他们换尿布和洗澡，好让他们的作息时间固定。玩耍时间过后，兄弟俩一起小睡。

　　一切都很顺利，比起只带一个宝宝，不会难太多，除非其中一个感冒，打乱作息时间。暂时打乱作息时间是很大的挑战，两个孩子必须分开照顾，一整天下来，我累坏了，几乎没办法再去照顾另外3个孩子，当时老大刚满7岁。我忍不住心想，怎么可能有母亲能够用宝宝一哭就喂奶的方式来带双胞胎。

　　让宝宝睡过夜是更大的挑战。训练睡过夜的这段期间，我们让兄弟俩分房睡，这样一个哭的时候，才不会吵到另外一个。我和先生没想清楚，就做了一个错误的决定，决定宝宝一哭就去抱他起来，想办法哄他入睡。这个方法完全没用！我们半夜没有喂奶，可是把宝宝抱起来，会让宝宝有更多的期待，也延长了训练的时间。哥哥1个月大才能固定一觉到天亮，（爱睡觉的）弟弟大约2周大就开始一觉到天亮。

　　孩子2周半大时，我第一次要带他们去看医生，我不确定他们只喝母乳够不够，心里很紧张，就请先生跟我一起去，万一被医生骂，他可以帮我打气。结果发现我根本不必紧张，哥哥从出生时的3260克增加到3370克，等到2个月大时，体重已经有4730克！而（比较小、爱睡觉的）弟弟，出生时体重2550克，两周半大时已增加到2890克，等到2个月大时，体重已经有4280克！

　　按作息时间带双胞胎是办得到的，也很值得！我的建议是：你要相信办得到，要相信宝宝一旦建立固定的作息时间，就会长得很好，但也要找一个有经验、能够鼓励你的妈妈朋友，在你想放弃时可以打电话给她。我很感恩，因为我有一个可以鼓励我的朋友！

雷切尔·布恩（Rachel Booth）

佐治亚州达拉斯（Dallas）

　　我的双胞胎女儿在33周大时出生，出生后在新生儿加护病房待了3周半。宝宝出院回家时，已经可以按时间表作息，每4个小时喝1次奶。

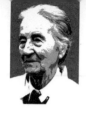

回家后第一个晚上，两个都一觉到天亮，半夜两点没有喝奶。接下来几周，有几个晚上她们醒来想喝奶。刚开始一两周，我有一次半夜起来喂奶。之后我知道她们可以一觉到天亮，不会醒来要喝奶，就觉得她们可以不用半夜喝奶了，所以即使她们醒来，我们也会让她们哭，直到再度入睡，最后两姐妹都适应了这个作息时间。两姐妹早产，需要赶快增加体重，遵行丹玛医师的作息时间表之后，成长快速，短短几个月内，就达到足月出生孩子的正常体重。

因为我们家双胞胎刚出生那几周是待在医院里，我不能每次喂奶都在，就把母乳挤出来。刚开始她们是通过管子喝奶，后来开始学习吸奶瓶。因为有时用奶瓶喝奶，有时直接吸乳头，孩子有点混淆，以至于学习喝奶的速度缓慢，后来在新生儿加护病房期间，就只用奶瓶喂母乳。等她们回家后，我尝试亲自喂一阵子，但因为她们已经习惯喝奶瓶，重新学习新的喝奶方式实在太难了。我继续挤母乳来喂她们，必要时加喂配方奶，等到她们6个月大时，我几乎没有母乳了。这时我就喂配方奶，直到可以断奶。

我的双胞胎在3个月大时，似乎不太满意只喝奶，所以我开始喂她们一些食物泥。因为早产，头几个月的发展比较慢，不太适应用汤匙吃东西。每到喂奶时间，我会挤一些母乳出来，装进奶瓶，先喂母乳，再用汤匙喂食物泥，喂好后，换另外一个孩子，也是先用奶瓶喂母乳，再用汤匙喂食物泥。等她们全部吃完，几乎又是下一个喂奶时间，又要从头来一遍！我至今仍会回想当初那段带双胞胎的日子，真的是很大的挑战。现在回想，当初若是再等一段时间才开始喂食物泥会比较好。不过她们最后都学会了用汤匙吃东西，然后我可以把她们放在婴儿餐椅上同时喂，这样就快多了，也容易多了。

我们继续遵行丹玛医师的喂食计划，等孩子大约4个月大时，我们改成一天喂三餐，每餐喝配方奶、吃食物泥，7个月大时，就断奶不再喝配方奶。

遵行作息时间表对我来说是必要的，我的每个宝宝都很适应作息时间表，适应了之后，心情几乎一直都是快乐、满足的。做为一个母亲，我当然十分忙碌，但我晚上有充足的睡眠，也可以配合宝宝的作息时间，安排我自己的生活和事情。我观察那些宝宝一哭就喂奶的母亲，她们看起来很疲惫、很受挫、缺乏睡眠，宝宝也很会哭闹。我很感恩，能够有丹玛医师的书可以参考，还有其他成功使用这套育儿法的母亲可以给我建议。

12 个孩子的母亲

吉娜·布思（Gina Booth）

佐治亚州玛丽埃塔（Marietta）

我是 12 个孩子的母亲，我喜欢人家叫我"百岁妈妈"。我的大女儿今年 29 岁，老幺 5 岁，我们还有 5 个孙子孙女。我的外婆带我母亲去看丹玛医师，我的母亲也带我去看丹玛医师。我带我所有的孩子去看丹玛医师，我的孙子孙女也都是看丹玛医师。丹玛医师帮助了我们家这么多代的孩子。

很多人请我分享我从丹玛医师那里学到的如何应对育儿两大难事：一是训练孩子一觉到天亮，二是训练孩子上厕所。以下先谈谈我怎么训练孩子一觉到天亮。

我们生下老大后，丹玛医师告诉我们夫妇，要立刻教宝宝晚上一觉到天亮。她说，晚上 10 点喂完奶后，帮宝宝换尿布，然后把宝宝放在他自己房间的婴儿床上。她说宝宝半夜若是哭了，就让他哭，别抱他起来。（丹玛医师说我可以进去房间偷看一下，看看婴儿床上有没有蛇——想到丹玛医师这样说，我就忍不住笑出来。）我们的宝宝必须把白天黑夜搞清楚才行。

宝宝出生 3 天，我们出院回家后，就开始训练她睡过夜。第一个晚上很难熬，看见她哭得那么厉害，我真是难过极了。但先生一再对我说："你不记得丹玛医师怎么说吗？宝宝正在好好运动她的肺。"我们坚持下去，没有去抱她起来。等她睡着后，又睡了 6 个小时！隔天早上，我叫醒她来喂奶。我们每天晚上都这样做，短短两周内，宝宝就可以持续一觉到天亮。

很多人会说："你的宝宝天生好带……"，在生了 12 个"好带的宝宝"之后，加上丹玛医师的许多智慧建言，我们家每个孩子都是训练不

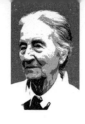

到两周，就可以晚上一觉到天亮。我从未在半夜给孩子喂奶，一次也没有，他们也没有因为缺乏营养而有任何健康问题。我要告诉每一个年轻的母亲，丹玛医师的做法真的有用。

在训练过程中，如果新生儿晚上一觉睡到隔天早上5点半（稍微提早醒来哭），我会对宝宝说："你很棒喔。"然后我会稍微提早喂奶，但下次喂奶会多等一会，到10点才喂，恢复原先的作息时间。

我要补充一点，尽量让宝宝在晚上6~10点之间保持清醒，这可以帮助他晚上睡得好。如果宝宝睡整天，晚上也就不能睡过夜。另外在训练新生儿睡过夜的期间，要给宝宝自己一个房间，安排在爸妈的房间隔壁，好方便训练，减少压力。

我们家老大6个月大时，丹玛医师叫我要开始训练她上厕所。我简直不敢相信！我回家后告诉先生，他说："丹玛医师目前讲的每件事，都很管用，我想你应该试试看。"

我开始每天三餐饭后，把宝宝放在小马桶座上，每次坐3~5分钟。我的小马桶座前面有一个托盘，我会给宝宝一本书，做法保持简单和轻松。刚开始几次，我会装嗯嗯的声音来鼓励她排便。短短两天内，她就在小马桶座上排便了！她每次在小马桶座上排便，我们就会一直称赞她。我们持续照这个方法去做，真的很令人惊讶，她很快就懂了。她有时会有意外，仍大便在尿布上，但她确实已经懂了。

如果她没有拉在小马桶里，我不会责备她，而是会尽量鼓励她。早点让宝宝使用马桶的好处是，他们不会害怕马桶。如果你等到孩子2岁才训练，他们对马桶会觉得陌生和害怕，你必须多花12个月以上的时间清理大便尿布，既花时间又花钱。

后来，宝宝也开始在马桶里尿尿了（她已经很习惯坐马桶）。如果孩子意外尿湿，我会说："哎呀！你尿湿裤子了，你应该尿在小马桶里面的，现在弄脏啰。"孩子意外尿湿后，我不会立刻换掉尿布，这样他们可以感受一下意外尿湿的不舒服。

当孩子开始固定在小马桶里尿尿时，我会照丹玛医师的指示，对孩子说："你现在可以像妈妈一样穿内裤了！"或是"你现在可以像爸爸一样穿内裤了！"然后我会脱掉孩子的尿布，不再包尿布（我从未用过拉拉裤）。

回家

乔迪（Jodi Zorzi）

佐治亚州 Woodstock

谈到丹玛医师，我有太多的好话要说，但我想分享一件事，这件事至今仍历历在目。在一个寒冷风大的夜晚，我 2 岁的儿子发高烧到 40 摄氏度。我在晚上 10 点打电话给丹玛医师，她叫我们来她的诊所办公室，她会在那里等我们。当我们开车上坡，来到她那间由农舍改建的小诊所时，看见大灯开着在等我们，你无法想象我当时心中的感受。全世界似乎一片漆黑，只有那扇窗户在欢迎我们。我松了一口气，忍不住哭了，能够见到关心我们的丹玛医师，心里就无比安慰。丹玛医师穿着睡袍和拖鞋迎接我们，我们感激地把儿子交到她慈爱的怀里。当你觉得不受这个世界欢迎时，来到丹玛医师这里，几乎就像是"回家"的感觉。我们实在很爱她。

第十五章　丹玛医师略传

史蒂夫·鲍曼执笔

1898 年 2 月 1 日，丹玛医师（Leila Daughtry）生于佐治亚州的布洛克县（Bulloch County）。她在农地上长大，这块农地是她好几代以前的祖先，从英国国王那里得到的封赏。丹玛医师的外婆生了两个女儿，一个叫艾丽斯（Alice Cornelia Hendricks），18 岁的时候，嫁给丹玛医师的父亲（Elerbee Daughtry）。

丹玛医师在家中 12 个孩子中排行老三，她的家人住在占地 400 英亩的农地上，饲养了各种各样的动物，也种植各种作物，其中用来赚钱的作物是棉花。丹玛医师 6 岁时，住家遭烧毁，他们只能仓促搭盖一间陋屋来住，在那里住到另一栋更大的房子盖好为止。

农场和家里都有固定的作息，而且生活井然有序，没有哭闹、没有打架，父母也不会吵嘴。丹玛医师回想童年时期家人之间的关系，都是和谐、互相帮助、相亲相爱。家中有佣人协助照顾孩子、分担家务。丹玛医师回想当时在农场上，黑人和白人家庭的孩子一起工作，并没有冲突。

丹玛医师的父母，主要是用身教来教导孩子，父母订下的标准，她会去效法。丹玛医师有一句口头禅是："龙生龙，凤生凤，老鼠的儿子会打洞。"她说："假如我的母亲对孩子大声嚷嚷，我就会学到大声嚷嚷。假如我看见母亲抽烟，我可能也会抽烟。但我从未看到过她这样做。"这一家人的脾气都很温和，很有教养。

丹玛医师的父亲是个靠自学而博学的南方绅士，穿着总是一丝不苟。他管理农场事务，但未亲自做体力工作，他后来被选为波多市（Portal）市长，在这个岗位服务 35 年。丹玛医师的母亲在 45 岁时，死于癌症，当时最小的儿子才 2 岁半。丹玛医师的父亲后来再娶。

丹玛医师 8 岁才上小学，就读离家两英里的一间小学校，只有两间教室。8 岁前的她走路太慢，跟不上几个姐姐。

丹玛医师从小就常常在想，她将来长大后要做什么。她先是很佩服帽匠，觉得他们是艺术家，就自学怎样做帽子。再来她学了裁缝，想当服装设计师。然后她学做菜，很确定自己将来长大会做个营养学家。

丹玛医师就读的高中，是斯泰茨伯勒市（Statesboro）的"第一区农业机械学校"（First District Agricultural and Mechanical School），所在的校区后来成了佐治亚州南方大学，离她波多市的家不远。她在福赛斯（Forsyth）就读提夫特大学（Tift College）时，班上同学给她取了个绰号叫"医生"，可能是因为她对解剖学和解剖实验的兴趣。（提夫特大学是在福赛斯市，不是福赛斯郡。）

丹玛医师就读大学期间，读到一本讲印度的书，书中谈到印度很需要医护人员，她便决定做个宣教士医生，去服事印度的妇女。因为印度不准妇女接受男医师的诊查，去印度做医疗服事挺适合她的。不过她后来喜欢上一个叫约翰·尤斯提斯·丹玛（John Eustace Denmark）的年轻人，计划就改变了！他们两人从小就认识，但一直没有来电。丹玛医师在提夫特大学读完四年之后，两人订了婚，丹玛医师总是说："没有人要我，也没有人要他，我们就凑合凑合！"丹玛医师决定先到学校教书还清助学贷款再结婚，因此放弃做医生的念头。

丹玛医师的第一份工作，是在亚特兰大西北部阿克沃斯（Acworth）

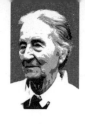

的一间高中教自然课。她从小在安详、井然有序的家庭环境中长大，公立学校的挑战令她措手不及。

在车站接她的教授，一见面就警告她说："你要教的，是全世界最坏的学生。"丹玛医师原本不懂他的意思，但不久就明白了。她班上有些男生，身高超过1米8，身材魁梧又不守规矩，体重只有45千克的丹玛医师，靠身材根本罩不住他们。但是她在第一天上课时，就顺利化解了紧张的局势，她的做法是叫这些男孩子在上课前帮忙排椅子，下课后帮忙整理教室。她在那里教了9个月，学生都没有给她添任何麻烦，还成了她的朋友。

丹玛医师发现自己并不想一辈子教书，她在克莱斯顿市（Claxton）再教了一年书之后，就放弃教书了。这时尤斯提斯得到一个工作机会，就是到印度尼西亚爪哇的泗水市（Soerabaya）当副领事。丹玛医师承诺愿意等他，这两年的任期使他们的结婚计划延后，也让渴望从医的丹玛医师把目光投向了8月进医学院就读的计划。她决定先到梅岗（Macon）就读马瑟大学（Mercer University），先修物理和化学这些必修课。学校跟她说，这些课程太难，最好别自找麻烦，但她一点都没退缩。

后来她向位于奥古斯塔市（Augusta）的佐治亚医学院申请入学，却发现额满了，必须等到来年再申请。她请求学校给她一次机会，他们答应了，让她进入医学院就读。1926年，尤斯提斯从爪哇返美，两年后，丹玛医师拿到她的学位。

1928年是这对新婚夫妇非常忙碌的一年，6月11日，两人在波多市的浸信会教会结婚，婚礼在正中午举行，这样所有的农人参加完婚礼之后，可以回去种田。丹玛医师回忆当时的情景，她说："礼拜一我们结婚，礼拜二我煮了早餐，然后就开始在亚特兰大的格瑞迪医院工作。"她在罗伯茨医师（Dr. Hines Roberts）手下的种族隔离黑人病房，展开实习工作。那年8月，罗伯茨医师邀请丹玛医师到伊格斯顿儿童医院（Henrietta Egleston Hospital for Children）工作，她成了那家医院的第一个实习医师，收了第一个病患。

在那段期间，中央长老教会开办婴儿慈善义诊，有许多医师每周奉献一段时间到那里义诊，丹玛医师是其中一位。两年后，丹玛医师追随罗伯茨医师去费城儿童医院工作，6个月后返回伊格斯顿医院和中央长老教会，这一待就是56年。

1931年，丹玛医师的独生女玛莉出生，他们夫妇在位于高地路的住家设立诊所，让丹玛医师既可以照顾宝宝，又可以帮病人看病。这时，他们加入Druid Hills浸信教会，丹玛医师成为教会会友，一直到过世之前都是。接下来他们搬到Highland-Virginia地区的哈德森路上，在那里住到1949年，然后又搬到Sandy Springs的葛连里吉路（Glenridge Drive）上，当时这个地方非常偏僻。52英亩的土地，让他们能够保有隐私，远离拥挤的都市。1985年，这对夫妇最后一次搬家，搬到了阿法乐特（Alpharetta）。

丹玛医师挚爱的丈夫尤斯提斯，在1990年因心脏衰竭过世。他的死带给丹玛医师很大的打击，但丹玛医师继续行医，直到104岁（2002年）都一直维持全时间的工作量，在她住家隔壁一栋150年的老农舍看病。后来她因为视力逐渐衰退，停止帮孩童看诊，但仍然为许多父母提供电话咨询。

在一次严重的带状疱疹感染之后，丹玛医师搬到佐治亚州的雅典城（Athens），和已婚的女儿玛莉同住。她的电话咨询持续到2010年夏天为止，这时她因为中风体能日渐衰退。2012年4月1日，她在睡梦中安详辞世，享寿114岁。丹玛医师大概是历史上行医最久的医生，她过世时，是当时世上第四长寿的人瑞。

丹玛医师的著作《每个孩子都该有机会》，在1971年出版，书中提出她对育儿的基本理念，在全球卖出成千上万本。许多报纸杂志、地方性和全国的电视台都曾报道她的工作。最重要的是，许许多多被她治愈的孩童，都见证她这一生的贡献。

丹玛医师最大的成就，是对研发百日咳疫苗的贡献，这是她辛苦研究11年的成果。从这位卓越女性的一段话，可以看出她的为人："我最大的成就，就是嫁给尤斯提斯。因为他，我才能够在行医时，不用考虑到钱的事。他帮助我读完医学院，他让我能够一面在家照顾女儿一面帮病人看病。没有他，我不可能做这些事，不可能去帮助那些求助无门的人，不管他们是贫是富。没有人因为太穷或是太有钱，而无法照顾自己的孩子，他

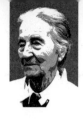

们只是需要有人教他们怎么照顾。"这是丹玛医师的结论。丹玛医师对这么多父母伸出慈爱的援手，几乎无人能及。

特殊服务与研究

· 亚特兰大格瑞迪医院专任小儿科医师。

· 1928—1983 年,亚特兰大中央长老教会婴儿诊所专任医师,每周奉献一天义诊。

· 亚特兰大伊格斯顿医院(Henrietta Egleston Hospital for Children)专任医师。

· 自 1933 年起,投入 11 年时间,深入研究如何诊断、治疗百日咳,以及百日咳疫苗的研发。有关这方面的研究论文,分别在 1936 年 9 月和 1942 年 3 月,发表在《美国儿童疾病期刊》(American Journal of Diseases of Children)(美国医学协会发行的刊物)。

· 撰写育儿书《每个孩子都该有机会》,1971 年初版,1977 年再版,1982 年三版,目前印到第 13 版。

会员与荣誉

· 美国医学协会(American Medical Association)。

· 佐治亚州医学协会(Medical Association Georgia)。

· 美国小儿科学会佐治亚州分会荣誉主席(Georgia Chapter, American Academy of Pediatrics)。

· 亚特兰大医学协会(Medical Association Atlanta)。

· 亚特兰大 Druid Hills 浸信教会。

· 1953 年,获选为亚特兰大年度杰出女性。

· 1970 年 4 月 14 日,提夫特大学颁给她杰出服务表扬状:"致力慈善工作,投注毕生于小儿科医学,帮助所有的家庭,不分贫富、种族或国籍。是真正的慈善家、杰出的医生和慷慨行善者。"

· 1972 年 6 月 4 日,获颁提夫特大学人文学荣誉博士学位。

·1935 年获颁"费雪奖"，因为她在百日咳的诊断、治疗和疫苗的研发上，有杰出的研究。

·1978 年 1 月 28 日，获颁斯泰茨伯勒市佐治亚南方大学的杰出校友奖。

·美国小儿科学会佐治亚州分会荣誉主席。

·1980 年获颁小区服务奖，由亚特兰大 WXIA 电视台主办。

·1980 年，获颁马瑟大学梅岗分校的杰出校友奖。

·1980 年，获颁福赛斯市提夫特大学的杰出校友奖。

·1981 年 4 月 17 日，亚特兰大的 Buckhead Exchange Club，颁给她 Book of Golden Deeds Award。

·1982 年 10 月 16 日，在 Turpentine Festival，因为杰出的成就和服务，与丈夫尤斯提斯一同获颁波多市民表扬状。

·1983 年 10 月 20 日，"美国革命妇女会"（Daughters of the American Revolution）亚特兰大 Joseph Habersham 分会颁给她荣誉勋章。

·1987 年，获选为佐治亚州哥伦布市 Gracious Ladies 会员。

·1987 年 5 月 2 日，获颁佐治亚州医学院的杰出校友奖。

·1987 年 12 月 4 日，与丈夫一同成为马瑟大学校长俱乐部（President's Club）终身会员。

·1989 年，获颁"亚特兰大燃气管道公司"（Atlanta Gas Light company）的"发光奖"（Shining Light Award）。

·1991 年 6 月 2 日，获颁马瑟大学荣誉科学博士。

·2000 年 5 月，获颁艾默里（Emory）大学荣誉科学博士。

·2000 年，获颁 Wesley Woods 的"英雄、圣徒与传奇奖"（Heroes, Saints and Legends Award）。

附录

疫苗来源图表

美制疫苗（取自堕胎胚胎的细胞株）

病名	疫苗	制造商	细胞株（胚胎）
腺病毒 （Adenovinus）		Barr Labs, Inc.	WI-38
水痘	Varivax	默克药厂★	MRC-5 & WI-38
白喉、破伤风、百日咳、小儿麻痹、b 型流行性感冒嗜血杆菌（HIB）	Pentacel	赛诺菲巴斯德★	MRC-5
A 型肝炎	Havrix	葛兰素史克药厂★	MRC-5
A 型肝炎	Vaqta	默克药厂	MRC-5
A 型和 B 型肝炎	Twinrix	葛兰素史克药厂	MRC-5
麻疹、腮腺炎、风疹	MMRII		WI-38
麻疹、腮腺炎、风疹、水痘	ProQuad	默克药厂	MRC-5 & WI-38
狂犬病	Imovax	赛诺菲巴斯德	MRC-5
风疹	MeruvaxII	默克药厂	WI-38
带状疱疹	Zostavax	默克药厂	MRC-5

★默克药厂（Merck & Co.）
　赛诺菲巴斯德（Sanofi Pasteur）
　葛兰素史克药厂（GlaxoSmithKline）

美制疫苗(其他来源)

病名	疫苗	制造商	培养基(Medium)
白喉、破伤风、百日咳	Daptecel/Adacel	赛诺菲巴斯德	多种
白喉、破伤风、百日咳	Infanrix/Boostrix	葛兰素史克药厂	多种
白喉、破伤风、百日咳、小儿麻痹	Kinrix	葛兰素史克药厂	多种
白喉、破伤风、百日咳、B型肝炎、小儿麻痹	Pediarix	葛兰素史克药厂	多种
B型肝炎	ENGERIX-B	葛兰素史克药厂	酵母
B型肝炎	Recombivax	默克药厂	酵母
B型肝炎和HIB	COMVAX		多种
HIB	ActHIB	默克药厂	半合成
HIB	Hiberix	赛诺菲巴斯德	半合成
HIB	PedvaxHIB	默克药厂	多种
小儿麻痹	IPOL	赛诺菲巴斯德	猴肾
狂犬病	RabAvert	诺华*	合成

目前美制疫苗所提供的腺病毒、水痘、麻疹、腮腺炎、风疹、带状疱疹和A型肝炎疫苗,并没有其他来源的选择。2008年,默克药厂(Merck & Co.)宣布,他们不再生产以其他来源制造的腮腺炎Mumpsvax和麻疹疫苗Attenuvax。新型的腺病毒疫苗,目前只允许军方人员使用。

以上图表来自Right to Life of Michigan

网址:http://www.rtl.org/prolife_issues/LifeNotes/VaccinesAbortion_FetalTissue.html

注:别的国家也许有更多其他来源的疫苗。

索引

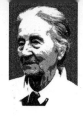

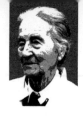

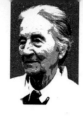

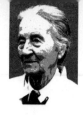

丹玛医师说——百岁医师的育儿秘笈

致谢

我开始写本书时，儿子戴维才刚出生。本书第一版完成一周后，我们为他庆祝了8岁生日。我若早知道写这本书的工程这样浩大，或早知道戴维下面还会有6个弟弟妹妹，就不敢接受挑战写这本书了。

这本书奇迹似的完成了，现在又修订了新版。写书期间很多人鼓励我、帮助我，马琳·古德勒姆（Marlene Goodrum）从一开始就帮助我，耐心辨认我潦草的字迹，为我的初稿打字。凯茜·霍弗（Cathy Hoffer）帮了我许多忙：校对、想点子、提建议、联络出版商。琳恩·霍尔曼（Lynn Holman）花了许多时间打字、改写。我要谢谢玛丽·哈彻森（Mary Hutcherson，丹玛医师的女儿）、朱莉娅（Julia Lee Dulfer）、珍妮弗·西蒙（Jennifer Simon）和贾尼丝·怀特（Janice White）帮忙审阅和编辑。我的先生史蒂夫（Steve）帮忙执笔写了丹玛医师的略传。

本书能够继续写下去，要感谢我的女儿马琳达（Malinda）和杰茜卡（Jessica），姐妹俩在我写书的时候，帮忙照顾弟弟妹妹，杰茜卡还帮忙整理索引。我要谢谢凯蒂（Katie Fearon）和萨拉（Sarah Pitts），当我的女儿抽不出空照顾弟弟妹妹时，她们二话不说就来帮忙照顾孩子。我也忘不了花时间写下见证的那些母亲，很多见证就收录在本书第十四章。

还有很多人给予我帮助、建议和鼓励：我的弟弟安迪·林顿（Andy Linton），我的母亲贝蒂·林顿（Betty Linton），还有特蕾西（Traci Clanton）和诺拉·皮茨（Nora Pitts），家庭资源网的蒂姆（Tim）和温迪·埃科尔斯（Windy Echols）夫妇、苏珊娜（Suzanne）和拉里·米勒（Larry Miller）夫妇、克雷斯顿（Creston Mapes）、吉姆（Jim Vitti）、葆拉·刘易斯（Paula Lewis）、吉娜·布恩（Gina Booth）、泰瑞·琳恩菲克（Terri Lynn Fike）、詹姆斯·德马（James Demar）以及海伦·林（Helen Lin）。我衷心感谢杰里·怀特（Jerry White）的友谊与诸多劝勉。另外，若没有American Vision的加里·德马（Gary DeMar），这本书大概永远无法完成，他在最后的准备阶段帮了大忙，协助本书第一版付梓。

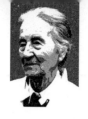

我感谢家里几个年纪较小的孩子，在我继续修订新版期间，能够有耐心，也支持我。当妈妈花时间编辑的时候，史蒂文（Steven）、以斯帖（Esther）、戴维（David）、约瑟夫（Joseph）、利拉（Leila）、克里斯蒂娜（Christina）、苏珊娜（Susanna）、约翰（John）和埃米莉（Emily），都帮助分担家事。以斯帖、利拉和克里斯蒂娜担起最多责任，监督弟弟妹妹吃饭和写功课。谢谢利拉当我的好帮手，花许多时间在电脑上订正修改的地方。还有史蒂文设计的封面和插图（英文原版），让本书增色许多。

我的公公让出他的公寓几天，让我可以安静地在那里做最后的修改。乔恩·罗杰斯（Jon Rogers）帮忙排版，安排最后的版面。伯格朗医生（Dr. Rhett Bergeron）和我的舅舅杰斐逊（Dr. Jefferson Flowers）也同意帮忙，针对不易获得的药品，推荐替代药品。他们慷慨付出自己的时间和专业来帮助我。

我的侄儿夫妇印主烈和林奂均（Joel and Judy Linton）给我很大的启发，他们夫妇在中国台湾当宣教士，奂均写书分享丹玛医师的育儿法，在中国台湾得到热烈的回响，她的经验，以及珍妮（Jeanne）和格雷格·巴吉特（Greg Badget）夫妇慷慨资助，促使我们决定出本书的中文版。

谢谢许惠珺将本书译成流畅的中文。谢谢我们的好友爱莲，投注许多心力和时间为我们编辑和校对本书，让中文用词更精准地传达原文要表述的意思。引述林奂均对本书中文翻译的评语：“译者简洁流畅的文笔……加上编辑仔细的校对文意与用词，这本书的中译本将会达到一流的质量。”

感谢上帝给我使命写这本书，因为他给我异象写这本书，又赐予各种资源来完成本书。是他把丹玛医师带到我的生命中，是他让丹玛医师把她的诊所，搬到离我们家开车5分钟的地方。过去32年来，丹玛医师照顾我的孩子，在各方面都给我极大的帮助。我为她的榜样、智慧感恩，也感谢她愿意支持本书。我会很想念她，直到将来我们在天堂再会。

没有人知道天堂是什么样子，天堂所充满的喜乐，远超过人所能想象。但我相信，在慕利纳克斯路上（Mullinax Road），在那些生长茂盛的橡树下，在丹玛医师诊所的铁皮屋顶下，我们可以稍微一窥天堂的样子，因为那栋由农舍改建的诊所里面，充分洋溢着生命与爱。在候诊室里，在母亲和孩子此起彼落的交谈声中，常会传来一个亲切又耐心的声音："下一个小天使是谁？"